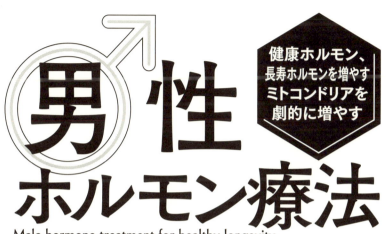

男性ホルモン療法

健康ホルモン、長寿ホルモンを増やす ミトコンドリアを劇的に増やす

Male hormone treatment for healthy longevity.

元あかみちクリニック院長
正生婦幼聯合CLINIC長春部部長
医学博士 田中 旨夫 著

南越谷健身会クリニック院長
医学博士 周東 寛 著

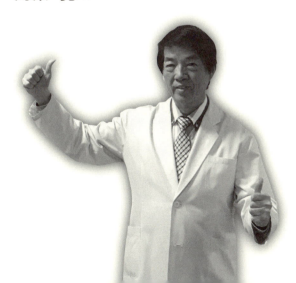

Mole hormone treatment for healthy longevity

パワー不足と感じる男性すべて

女性の骨粗鬆症対策にも

男性ホルモン療法

第1部

最先端の予防医学

健康寿命を延ばして

平均寿命に近づけるために

田中旨夫略歴……………………………………………… 12

70歳で健康寿命を延ばす研究を開始 …………… 14

青山学院旧制中学校を卒業し、昭和医専、台北帝国

　　　大学医学部に進みました……………………… 16

台湾での5年間の研修で疲労を蓄積し、肺結核にな

　　　りました………………………………………… 17

昭和38（1958）年、40歳のとき、ホルモン療法を

　　　開始しました…………………………………… 19

私がホルモン補充療法をはじめたのは、欧米で普及

　　　し始める40年以上も前のことです ………… 20

現在は、プラセンタ療法などを加え、アンチエイジング療法として行っています……………… 21

プラセンタの使用量が日本一になりました……… 22

2002年、激震が走る …………………………… 23

米国国立衛生研究所が、2002年に中間報告を出して大規模調査を中止……………………… 24

日本更年期医学会の見解………………………… 25

厚生労働省の見解………………………………… 25

男性医学の父・札幌医科大学名誉教授・熊本悦明医師の見解………………………………………… 26

基本にある大きな問題点………………………… 27

昭和22年50歳、平成28年81歳 ……………… 29

定年は55歳から65歳に ……………………… 29

82歳のとき脳梗塞で倒れました ……………… 30

85歳のときSARSをツボ療法で治しました …… 31

SARSは2002年11月から2003年8月にかけて8,096人が罹患し774人が死亡 …………… 33

89歳のときステージⅣの肝臓ガンと胆管ガンがみつかる………………………………………… 34

2時間の手術だと早合点したが、実際は26時間の手術だった………………………………………… 34

猛反対を押し切ってすぐに職場復帰をし、車椅子リハビリで歩けるようになった………………… 35

第2部
最先端の予防医学
健康寿命を延ばして、平均寿命を超えよう

1 私の男性パワー補充療法

認知症、パーキンソン病には効果が顕著 ………… 40

5週間に一度125mg ……………………………… 40

認知症、パーキンソン病の人には効果が顕著…… 41

80歳を過ぎた女性の患者さんに男性パワー療法… 43

「内臓機能連携」「内臓ネットワーク」から「五臓六腑」を解釈する……………………………… 45

気管支拡張症を、止血剤と温熱療法の併用によって改善させる…………………………………… 51

喉の炎症をトラネキサム酸と温熱療法を併用し改善させる …………………………………… 53

甲状腺炎症、抗サイログロブリン抗体、抗甲状腺マイクロゾーム抗体……………………………… 55

逆流性膵臓炎には白湯を……………………………… 56

認知症、アルツハイマーに大きな予防と改善の効果がホヤに含まれる「プラズマローゲン」…… 59

ＣＯＰＤにも顕著な効果が認められます………… 60

2 男性パワー補充療法は男女ともに

男性パワーは、骨と筋肉の量を増やし強くするので、
　フレイル、サルコペニアには、大きな効果が認めら
　れます …………………………………………………… 62

サルコペニアとは、「筋肉減少」という意味 …… 65

フレイルは虚弱という意味 ………………………… 67

身体全体を元気にするばかりではなく、精神にもよ
　い影響をもたらす ………………………………… 68

男性は必ず前立腺ガンの有無を確認してから …… 70

副作用の２つ目は脱毛、３つ目は多毛です ……… 71

男性ホルモンの働きが強く出てしまう女性がいます
　…………………………………………………………… 73

「オジサン化」している女性は、まずは過剰なスト
　レスを減らして、女性ホルモンの分泌を正常に
　しましょう ………………………………………… 74

女性アスリート、ランナーは「脂肪不足」に注意し
　ましょう …………………………………………… 75

男性も、男性ホルモン、女性ホルモンの両方が分泌
　されている ………………………………………… 77

私のゴルフのスコアーが 91 から 85 に ………… 78

内臓やミトコンドリアにも運動刺激が効果を発揮

周東流マンボ体操、昇龍体操、肩まわしス
トレッチ

3 元気はつらつ 110 歳まで
　——6 つの幸福ホルモン、5 つの筋肉関連若返
　　りホルモン ……………………………………… 84

　6 つの幸福ホルモン ………………………………… 84

　幸福ホルモン 1 緊張と興奮のアドレナリン

　幸福ホルモン 2 セロトニン（これは Dr. 周東オリ
　　　ジナルです）

　幸福ホルモン 3 ノルアドレナリン

　幸福ホルモン 4 ドーパミン

　幸せホルモン 5 オキシトシン（これも Dr. 周東オ
　　　リジナルです）

　幸せホルモン 6 エンドロフィン（これも Dr. 周東
　　　オリジナルです）

　5 つの筋肉関連若返りホルモン…………………… 88

　筋肉関連若返りホルモン 1　成長ホルモン

　筋肉関連若返りホルモン 2　副腎ホルモン

　筋肉関連若返りホルモン 3　甲状腺ホルモン

　筋肉関連若返りホルモン 4　性ホルモン

　筋肉関連若返りホルモン 5　インスリン

4 健康ホルモンは、
　消化器官からも分泌されている
　——血管内皮細胞、神経細胞からも特殊なホル

モンが ・・・・・・・・・・・・・・・・・・・・・・・・・・・・・・・・・・・・・・・ 93

ＮＨＫスペシャル「人体〜神秘の巨大ネットワーク」
（全8回）が放映骨、脂肪、筋肉から臓器に直
接「メッセージ物質」が放出されている・・・・・・ 93

ガストリン・・・・・・・・・・・・・・・・・・・・・・・・・・・・・・・・・・・ 95

小腸のＳ細胞から分泌されるセクレチンは、ペプ
チドホルモンです・・・・・・・・・・・・・・・・・・・・・・・・・・・ 95

コレシストキニン・・・・・・・・・・・・・・・・・・・・・・・・・・・・ 96

インクレチン（GLP-1、GIP)・・・・・・・・・・・・・・・ 97

ソマトスタチン・・・・・・・・・・・・・・・・・・・・・・・・・・・・・ 97

グレリン・・・・・・・・・・・・・・・・・・・・・・・・・・・・・・・・・・・・ 98

5 生殖力はもちろん、記憶力・免疫力までも
骨がコントロールしているかもしれない ・・・・・・ 91

骨粗しょう症は高齢者だけの病ではありません「ス
クレロスチン」が出過ぎると骨粗鬆症が進行し
ます・・・・・・・・・・・・・・・・・・・・・・・・・・・・・・・・・・・・・・・ 99

骨量が減少すると「若さを生み出すメッセージ物質」
が枯渇する・・・・・・・・・・・・・・・・・・・・・・・・・・・・・ 101

骨からのメッセージが記憶力を若々しく保っている
・・・・・・・・・・・・・・・・・・・・・・・・・・・・・・・・・・・・・・・ 101

炎症性サイトカインが、破骨細胞の数を増やし働き
を促している・・・・・・・・・・・・・・・・・・・・・・・・・・・ 104

25歳くらいまでに「骨貯金」をしないと骨粗鬆症のリスクが高まる…………………………… 105

6 骨関連 ホルモン 1　オステオカルシン
骨からのメッセージが記憶力を若々しく保っている………………………………………… 106

骨と筋肉が若さを保つ大きな要素…………… 108

骨に刺激を与えましょう………………………… 000

骨量が増えると「オステオカルシン」が増え、性ホルモン（男性ホルモン、女性ホルモン）が増え、精力が強くなる……………………………… 111

7 骨関連 ホルモン 2　オステオポンチン …… 112
「オステオポンチン」は免疫細胞の量をコントロールする………………………………………… 112

増えればいいというものではない「オステオポンチン」……………………………………… 113

内臓脂肪が多くなると、オステオポンチンの分泌量が増える………………………………… 114

血液中のリン濃度を調節しているのは腎臓…… 115

高地トレーニングでおもに鍛えられるのは腎臓 117

レトルト食品のなかにはリン酸塩が大量に含まれているものがある………………………… 118

8 脂肪も大切な臓器だった

じつは脂肪細胞が食欲をコントロールしている
……………………………………………… 119

「暴走」状態になった免疫細胞が、動脈硬化、心筋
梗塞、脳梗塞、糖尿病を引き起こしている　121

9　健康長寿ホルモン　アディポネクチン

アディポネクチンは脂肪細胞から分泌されるが、脂
肪が多いとアディポネクチンの分泌は減る　122

L-カルニチンが脂肪もエネルギー源に………… 124

脂肪とL-カルニチンの結合体がミトコンドリア内
に入って燃焼する……………………………… 125

アディポネクチンが、高血圧、糖尿病、脂質異常症
を防いでくれる………………………………… 127

アディポネクチンを増やす食べ物……………… 129

アディポネクチンは運動でも増える…………… 130

10　筋肉からも「メッセージ物質」が

筋肉は大きく次の3つに分けられます　……… 131

筋肉も出している「メッセージ物質」………… 132

インターロイキンには、免疫「暴走」と「抑制」両
方の作用がある①　…………………………… 133

インターロイキンには、免疫「暴走」と「抑制」両
方の作用がある②　…………………………… 134

筋肉量と寿命の関係…………………………… 135

筋肉量の減少で高まるさまざまなリスク………　136
「充分な睡眠」をとって健康寿命を延ばそう！…　137

極美展埼玉県知事賞受賞
独協医科大学に文部科学大臣賞作品「富士山と河口
　　湖」を寄贈
医療を築き越谷に貢献
現代書法芸術家連盟展埼玉県知事賞受賞
周東佑樹先生　周東宏晃先生
「口すぼめ呼吸で」息が楽に！　肺がきれいに！！
名医が語る備えあれば憂いなし

第1部

最先端の予防医学
健康寿命を延ばして
平均寿命に近づけるために

元あかみちクリニック院長
正生婦幼聯合 CLINIC 長春部部長
田中 旨夫

田中旨夫略歴

大正 7（1918）年 3 月 22 日台湾生まれ

昭和 1 年　　　　　小学校 3 年 朝礼で壇上に立たされ、
　　　　　　　　　校長先生から「田中君は将来皆に尊敬
　　　　　　　　　される人物だから、田中君を見習いな
　　　　　　　　　さい」。

昭和 13 年 3 月　　東京青山学院旧制中学校卒業

昭和 18 年 9 月　　昭和医専畢業（卒業）
　　　　　　　　　胸の中に黄金の寺院建立
　　　　　　　　　主持（主となって維持する）就任
　　　　　　　　　昭和医専在学中、角尾慈学長（当時は
　　　　　　　　　薬理学教授）から、数多くのお言葉を
　　　　　　　　　いただく

昭和 18 年 10 月　日本の医師免許状を取得

昭和 18 年 11 月　台北帝国大学医学部
　　　　　　　　　（2 年間研究を行う）

昭和 20 年 8 月　　終戦
　　　　　　　　　（軍医として戦地に赴く直前）

昭和 21 年　　　　台湾の総合病院にて研修

昭和 26 年　　　　肺結核、肋膜炎（死神遭遇 1 回目）

昭和 29 年　　　　イソニアジド、ストレプトマイシン、

第1部　最先端の予防医学健康寿命を延ばして平均寿命に近づけるために

	パスなどの抗結核薬が開発され、それらを併用することにより完治
昭和30年	台北市で、産婦人科、腹部外科クリニックを開業。多くの患者さんが押し寄せる。
昭和33年	クリニックで日夜働く必要があり、自分自身へのホルモン補充療法を開始。この当時、ホルモン補充療法は、欧米でもあまり行われていなかった。現在では、オーストラリア約6割、米国約4割、日本2％ほど。
昭和50年	沖縄に移住。以降時間外に那覇市救急診療所に16年間協力
昭和61年	上海中医薬大学研修北里大学東洋医学総合研究所研修
昭和63年〜平成6年	琉球大学医学部地域医療研究センターにて、老人医学の第一人者鈴木信教授教指導で超高齢者100歳以上の高脂血症と、いかに免疫を高めて「健康寿命を平均寿命に近づける」を研究。
平成8年6月	WHOツボ療法専修班卒業

平成 12 年 5 月	脳梗塞（死神遭遇 2 回目）
平成 15 年 2 月	SARS（死神遭遇 3 回目）
平成 15 年	米国国立衛生研究所の大規模臨床試験（WHI）中止
	台湾のホルモン補充療法患者さん 25％から 15％に激減
平成 19 年 11 月	肝葉末期癌、胆管癌（死神遭遇 4 回目）
平成 20 年 4 月	リハビリの必要性を痛感
令和 元 年 7 月	現役医師として診察、治療に励む 120 歳まで、人の手を借りずに生活することができ、仕事もできることを実証するために頑張ります。神様から授かった貴重な命を無駄にしてはなりません。これまでの研究の成果を、ひとりでも多くの患者様に還元します。

70 歳で健康寿命を延ばす研究を開始

　私が生まれたのは、101 年前の 1918 年 3 月 22 日です。

第1部　最先端の予防医学健康寿命を延ばして平均寿命に近づけるために

現在101歳になります。

　台湾で生まれました。小学校3年生になったとき、朝礼で壇上に立たされました。

　そうして、校長先生から「田中君は将来皆に尊敬される人物だから、田中君を見習いなさい」と言われました。

　なぜそのようなことになったのかは、よく覚えていないのですが、そのシーンだけは、鮮明に覚えています。もう一つ、とても鮮明な思い出があります。それは、恩師の薬理学の角尾慈教授の言葉です。角尾慈教授は、のちに昭和大学の学長になられました。

　至誠一貫！
　医師である前に人間であれ！
　笑顔で楽しいことだけを考え、
　前向きな気持ちを持って、
　誠心誠意
　患者様と友人に奉仕しなさい！

　これらの言葉を聞き、いかにすれば、そのようなことができるかを考え、卒業と同時に、心の中にピカピカの黄金のお寺を建立しました。

そして、そのお寺を、責任を持って維持する主持に、自分ひとりで決めて就任しました。

　以来、黄金のお寺の主持として、また修行者として、常に新しい学識を持つために、多くの大学で研究に励んできました。

　新しい学識と経験を駆使して、誠心誠意、患者様と友人に奉仕してきました。

　ちなみに琉球大学医学部地域医療研究センターで、健康寿命を延ばす研究をはじめたのは、70歳のときでした。

　老人医学の第一人者・鈴木真教授は、「70歳で研究に来る人はいません」と、たいへん驚かれました。

青山学院旧制中学校を卒業し、昭和医専、台北帝国大学医学部に進みました

　東京青山学院旧制中学校を卒業したのは、昭和13年3月のことです。

　そのあと、昭和医専に進みました。昭和医専は、いまは昭和大学医学部になっています。

　昭和医専で、薬理学の角尾慈教授から、生涯の宝となるいくつものお言葉をいただき、昭和18年9月に卒業

すると同時に、胸の中に黄金のお寺を建立したのです。

　日本の医師免許を取得したのも、昭和18年のことでした。10月に医師免許を取得し、翌1月に台北帝国大学医学部に入学し、2年間研究を行いました。

　台北帝国大学医学部で研究を行ったあと、軍医として戦地に赴くことになっていましたが、直前で終戦になりました。

　台湾は、日本ではなくなり、蒋介石の中華民国となりました。

　私は台湾に止まり、総合病院で5年間研修を行いました。

台湾での5年間の研修で疲労を蓄積し、
肺結核になりました

　このときの5年間の研修は、かなりきついものであり、極度の疲労を蓄積してしまいました。

　その結果、肺結核になりました。私が肺結核になったときには、まだ結核を治す医薬品はありませんでした。

　そのため、結核は治ることのない「不治の病」であり、結核になったら死ぬしかない「死病」だといわれていました。

それでもなにもしないわけにはいかず、肺を休ませるために、肋間に空気を注入しました。これは、たいへんな荒療治で、耐えきれなくなり、安静療法に切り換えました。

　安静療法あるいは大気安静療法というのは、とにかく安静にし、栄養をとるという療法です。

　抗結核薬のない当時、肺の一部を切除するという方法もとられていました。現在の肺がんと同じ方法ですね。

　私はこの外科手術を行い、左肺の半分がなくなりました。

　そうこうしているうちに、抗結核薬が開発されました。結核になって3年経ったころです。あと3年、いや1年、抗結核薬の開発が遅れていたら、私はこの世にいたかどうか。

　イソニアジド（アイナ）、ストレプトマイシン（ストマイ）、パスなどの結核を治す薬が開発され、それらをのむことによって、私は助かりした。

　結核菌には、自然耐性菌という薬が効かない菌が、わずかですが含まれています。そのため、1剤だけでは、自然耐性菌が生き残り、徐々に勢力を拡大していくことになります。

　いくつかの抗結核薬をのんで、結核菌がすべて死滅し

第1部　最先端の予防医学健康寿命を延ばして平均寿命に近づけるために

た状態をつくることが、結核治療のうえではとても大切
です。

昭和38（1958）年、40歳のとき、
ホルモン療法を開始しました

　結核を完治させたあと、台湾北部の台北市で産婦人科
と腹部外科を専門とするクリニックを開業しました。

　当時の台北市には、医師が少なく多くの患者が押し寄
せました。私がオーナーのクリニックですから、来られ
た患者さんは、みんな診なければなりません。

　そのため、夜を日に継いで働くことになります。それ
が何日も続くので、疲労がたまる一方です。

　疲労がたまったことによって肺結核になったわけです
から、働き過ぎ、疲労をためることがよくないことは、
よくわかっていました。

　だからといって、病気になって来られた患者さんをお
断りすることはできません。

　さて、どうしたものか。

　そこで思いついたのが、自分自身へのホルモン療法で
した。私は、もともとは産婦人科医ですから、ホルモン
療法はお手のものです。

19

台北市で産婦人科、腹部外科のクリニックを開業して、3年ほど経った昭和38（1958）年、私は自分自身も含めて、ホルモン療法を開始しました。

　私が40歳のときです。

私がホルモン補充療法をはじめたのは、 欧米で普及し始める 40 年以上も前のことです

　ホルモン補充療法は、現在、欧米ではたいへん普及し、ごく一般的な療法になっています。

　オーストラリアで約6割、米国で約4割の更年期を過ぎた女性が、ホルモン補充治療を受けています。日本は、先進国の中では極端に少なく、まだ2%ほどです。

　欧米で普及し始めたのは、15〜20年ほど前（1999〜2004年）のことです。

　私がホルモン補充療法をはじめたのは、昭和38（1958）年のことですので、欧米でホルモン補充療法が普及し始める40年以上の前ということになります。

第 1 部　最先端の予防医学健康寿命を延ばして平均寿命に近づけるために

現在は、プラセンタ療法などを加え
アンチエイジング療法として行っています

　現在の私のアンチエイジング療法は、ホルモン補充、プラセンタ、ビタミン B 群、美容化粧品、石鹸などを、患者さんによって組み合わせています。

　男性だと、男性ホルモンの補充、ビタミン B 群の摂取、プラセンタの注射が、一般的です。

　女性は、女性ホルモンの補充、プラセンタの注射、それにお肌のために美容化粧品、石鹸も使うというのが一般的です。

　更年期を過ぎた女性は、骨粗鬆症になっている方が多いので、そのような患者さんには男性ホルモンを投与しています。

　男女ともガン患者さんは、ホルモン補充療法をすることはできません。

　また、問診票記録が必要です。

　プラセンタ療法で使用するラエンネックは、2018 年 8 月に製薬会社から、控えてほしいと通達がありました。

　そのため、日本全国でラエンネックを使った治療は中

止になりました。

　しかし、ほどなく大丈夫だということが判明しましたので、再開することになりました。わずか一カ月間ほどの中止でした。

プラセンタの使用量が日本一になりました

　私は、沖縄のクリニックで7年半仕事をしたのですが、その7年半のあいだに、新患（新しい患者さん）が、3万3500名になりました。

　宣伝はほとんどしなかったので、患者さんが家族や友人に口伝えで広めてくれたおかげです。

　おかげさまでプラセンタの使用量が、日本一になりました。

　プラセンタとは、哺乳類の胎盤のです。胎盤は、妊娠中の母胎と胎児の臍帯をつなぐ器官です。

　中国では古くから妙薬として知られていました。秦の始皇帝、楊貴妃をはじめ、皇帝、皇族、王、王妃などが、新鮮胎盤を焼いて食べたという記録があります。

2002年、激震が走る

　私がホルモン補充療法をはじめたのは、1958年、欧米で普及し始めたのは、約40年後の1999〜2004年のことです。

　結局、60年以上もホルモン補充療法を続けているわけですが、順調に患者さんが増えてきたわけではありません。

　最も大きな激震が走ったのは、2002年でした。

　それまでのホルモン補充療法は、一般的には骨粗鬆症を防ぎ、心筋梗塞や脳卒中などの動脈硬化性疾患をも防いでくれるというように捉えられていました。

　アルツハイマー型痴呆を予防するという意見もありました。

　閉経により女性ホルモンの分泌がなくなった女性には、とてもありがたいものであるということで、米国などではサプリメントをのむような感覚で、多くの女性がホルモン補充を受けていました。

米国国立衛生研究所が、2002年に、
中間報告を出して大規模調査を中止

　米国の国立衛生研究所は、1887年に設立された合衆国で最も古い医学研究の拠点です。世界の医学、医療に大きな影響力をもっています。

　本部はメリーランド州ベセスダに置かれていて、国立癌研究所、国立心肺血液研究所、国立老化研究所、国立小児保健発達研究所、国立精神衛生研究所などの専門分野を扱う研究所と、医学図書館など27の施設からなりたっています。

　スタッフは1万8000人を超え、そのうち6000人以上が医師、生命科学研究者です。

　その米国国立衛生研究所が、1991年から2006年までの15年計画で、大規模なホルモン補充療法の調査を開始しました。

　米国国立衛生研究所は、2002年7月に中間報告をまとめると同時に、この大規模調査を中止しました。

　理由は、骨折予防効果があり、大腸ガンのリスクを減少させるものの、乳ガン、血栓症のリスクを増加させる（これは、すでに指摘されていました）のみならず、

心血管疾患のリスクも増加させるから、ということでした。

日本更年期医学会の見解

日本更年期医学会は、翌2002年8月に、以下のような趣旨の見解を発表しました。

※

更年期女性のヘルスケアの基本は、生活習慣の適正化である。

ホルモン補充療法の第一選択は、更年期症状であり、投与は必要最低限とする。必要最小、最短期間。

心臓血管系疾患の予防目的として行わない。

※

厚生労働省の見解

厚生労働省は、2004年1月に、次のような趣旨の見解を発表しました。

※

ホルモン補充療法のリスクと利点について、投与前に患者に情報を提供すること。

投与以前に乳ガン検診、婦人科検診を実施すくこと。

　ホルモン補充療法の目的にあった必要最小限の使用にとどめ、長期投与を行わないこと。

　骨粗鬆症治療目的で行い、改善されない場合は、他の治療方法に変えること。

　以上、すべて米国と英国のデータに基づいている。わが国のデータに基づくものではない。

※

男性医学の父・札幌医科大学名誉教授
熊本悦明医師の見解

　日本における「男性医学の父」と呼ばれている熊本悦明・札幌医科大学名誉教授は、「日経トレンディネット」で、次のように述べておられます。

※

　「絶対に危険がない」とは言えない。……危険があるかもしれないからと、せっかく進んだ医学を利用しないのは、「車は危ないから歩きなさい」と言っているようなものだと思う。

※

　熊本悦明先生は、1929 年東京生まれで、東京大学医

第1部　最先端の予防医学健康寿命を延ばして平均寿命に近づけるために

学部を卒業され、東京大学講師（泌尿器科学講座）を務めたのち、札幌医科大学医学部泌尿器科学講座主任教授になられました。

　男性医学・泌尿器科外科学・尿路性器感染症学を中心に研究を進め、日本メンズヘルス医学会、日本性感染症学会を創立されました。

基本にある大きな問題点

　2016年の日本の男性と女性の平均寿命と健康寿命は、次のようになっています。

　日本の男性の平均寿命81.09歳
　　　　　　　健康寿命72.14歳
　　　　　　　2013年よりも＋0.95
　日本の女性の平均寿命87.26歳
　　　　　　　健康寿命74.79歳
　　　　　　　2013年よりも＋0.58

　健康寿命とは、「健康上の問題で日常生活が制限されることなく生活できる期間」のことを言います。

　それに対して、平均寿命とは0歳児の平均余命です。

平均寿命と健康寿命には、当然差ができることになりますが、その差は、「健康ではない期間」ということになります。「日常生活が制限される期間」、さらには「生活をするのに人の手を借りなければならない期間」「まわりの人に迷惑をかける期間」ということになる人も少なくないのではないでしょうか。

　その期間の2016年の男性の平均は8.84年、女性は12.35年ということです。

　男性、女性ともに、平均寿命と健康寿命の差は拡大しています。さらに拡大していくと、健康上の問題だけではなく、医療費や介護費の増加が家計を圧迫することにもなりかねません。

　75歳以上の後期高齢者の本人が支払う医療費は、現在1割ですが、近々2割になりそうです。

　長生きすることは、もちろんいいことですが、元気でなければ、いろいろとたいへんなことになります。

　WHO（世界保健機関）は、2000年に、「寿命を延ばすとともに、健康に生活できる期間を延ばすかが大切」だという見解を発表しました。そのことをきっかけに、「健康に生活できる期間を延ばす」ことに、世界の関心が高まっています。

第1部　最先端の予防医学健康寿命を延ばして平均寿命に近づけるために

昭和22年50歳、平成28年81歳

　日本人男性の平均寿命（0歳児の平均余命）が、50歳ほどであったのは、昭和22年でした。このとき女性は約54歳ほどでした。

　それから3、4年経つと、日本人男性の平均寿命は、いっきょに60歳代に跳ね上がります。女性は63歳くらいです。

　日本人男性の平均寿命が70歳代になったのは、24年経った昭和46（1971）年です。この年の女性の平均寿命は、75.58歳です。

　それから、45年経った2016（平成28）年に、日本の男性の平均寿命は81.09歳になり、健康寿命72.14歳だったわけです。

　この年、日本の女性の平均寿命は87.26歳、健康寿命74.79歳でした。

定年は55歳から65歳に

　日本では、もともとは55歳が、多くの企業での定年退職の年齢でした。

29

それが、60歳定年が企業の努力義務となったのは、1986年のことでした。さらに、1994年に60歳未満定年制が禁止になり、60歳定年が日本の標準となりました。

　現在では、希望する労働者は、すべて65歳まで継続雇用することが義務化されています。

　ということで、65歳まで働いたあと仕事をやめると、男性の健康寿命は72.14歳なので、7年以上健康なのに仕事をしていないということになります。

　現在は、女性も正社員になっている人が多く、産休なども充実しているので、定年まで働く方が多くなっているようです。

　女性の健康寿命は74.79なので、10年近くも健康なのに仕事をしていない、ということになります。

　平均寿命は延び、健康寿命も延びることになると、定年後の人生が延びることになります。

　平均寿命と健康寿命の差が縮まると、健康なのに仕事をしていない晩年の人生が長いものになります。

82歳のとき脳梗塞で倒れました

　私は2000（平成12）年に、脳梗塞で倒れました。82

第1部　最先端の予防医学健康寿命を延ばして平均寿命に近づけるために

歳のときです。

　働いている最中のことですが、2016年の日本人男性の健康寿命72.14歳を突破していました。

　2016年の日本人男性の平均寿命は81.09歳なので、これも突破していました。

　昭和大学の後輩の島袋洋・那覇市立病院副院長に助けてもらいました。

85歳のとき SARS をツボ療法で治しました

　それから3年経った2003（平成15）年に、今度はSARSになってしまいました。85歳のときです。2016年の日本人男性の健康寿命である72.14歳も、平均寿命である81.09歳も、もちろん突破していました。

　SARSは2002年11月16日に、中国広東省で非定型性肺炎の患者があらわれ、2003年3月には旅行者を介してベトナムのハノイ市や香港で、院内感染を引き起こしました。

　私はそれよりも早く、2月15日にSARSに感染し、41度以上の高熱、悪寒、ひどい咳、極度の呼吸困難という症状になりました。

　2003年2月12日に、上海、西安、桂林のツアーに参

31

加し、2月15日に帰国したその日のことです。

　4つの大病院で診てもらったのですが、SARSである
との診断はつかず、症状も改善されませんでした。

　WHOが、全世界に向けて異型肺炎の流行 に関する
注意喚起（Global Alert）を発し、本格的調査を開始し
たのは、3月12日のことですから、4つの大病院は、
SARSであることに気づかなかったのでしょう。

　SARSとは、原因不明の「重症急性呼吸器症候群」
（＝ severe acute respiratory）という意味です。

　私が、上海、西安、桂林のツアーに参加したのは、
2003年2月12日からであり、2月15日に帰国したそ
の日に、SARSの症状となったわけです。

　すぐに病院に駆けつけたのですが、4つの大病院とも
SARSとは診断しませんでした。もちろん症状の改善も
みられません。

　家族2人も私と同じ症状になり、このままでは私と家
族2人は助かりません。

　さて、どうしたものか。

　「こうなれば自分でやるしかない！」

　そう決断して、独自のツボ療法を、試みました。

　結果は——、改善しました。

　私はもちろんのこと、家族2人もツボ療法で完全によ

くなりました。ツボ療法は、免疫力を高め、自然治癒力を高めます。

　免疫力、自然治癒力が、SARS に勝ったのでしょう。

SARS は 2002 年 11 月から 2003 年 8 月にかけて 8,096 人が罹患し 774 人が死亡

　その後、SARS は、桂林から香港経由で台湾に入ったようです。台湾で SARS が流行したのは、2003 年 4 月のことです。

　この台湾での SARS の流行により、台北市和平病院で大勢の医療スタッフが殉職しました。まことに残念なことです。

　そのため、私は 6 月に医師会にツボ療法の論文を提出したのですが、採用されませんでした。

　SARS は、結局 2002 年 11 月から 2003 年 8 月にかけて、中国を中心に 8,096 人が罹患し、そのうちの 774 人が死亡しました。

　8,096 人の SARS 罹患者のうち、21% にあたる 1,707 人が、医療従事者です。

　原因菌は新型の SARS コロナウイルスであることが特定され、「隔離と検疫」という古典的ともいえる対策

により、2003 年 7 月 5 日に終息宣言が出されました。

89 歳のときステージIVの肝臓ガンと
胆管ガンがみつかる

SARS に罹って、自分でツボ療法を行って、家族ともども治した 4 年後の 2007 年 11 月 13 日、右の肝臓にステージIVの肝臓ガンが見つかりました。ステージIVのガンとは、いわゆる末期ガンです。

そのうえ胆管に転移していることもわかりました。胆管ガンは治りにくく、死亡率のきわめて高いガンです。

エコー検査で、胆管閉塞、右肝葉ガンを発見、確認したのは、台湾大学付属病院救急部・王秀伯教授です。

手術前の 15 日間、胆汁毒素を排出するためにドレーン（排出のためのカテーテル）を 2 本入れました。

12 月 12 日、外科手術を行いました。執刀してくださったのは、世界的に有名な呉耀銘教授です。

2 時間の手術だと早合点したが、
実際は 26 時間の手術だった

手術が開始されたのは、12 月 12 日 14 時でした。

第1部　最先端の予防医学健康寿命を延ばして平均寿命に近づけるために

　私が集中治療室で目覚めたのは、16時でした。ということは、わずか2時間！

　開腹して、ステージⅣのガンを確認し、もはや手の施しようがないと、そのまま閉じてしまったに違いない。

　私の人生もここでおしまいか。

　89歳まで生きることができたことに感謝すべきだろうが、悲しい！

　しかし、それは早合点でした。

　手術はわずか2時間ではなく、26時間だったのです。16時は、時計が2回りした翌日の16時だったのです。

　肝臓ガンも胆管ガンも、きれいに摘出されていました。

　かくして私は三途の川を前にして、すんでのところで戻ってきました。

　国立台湾大学医学部付属病院内科教授・陳明豊名誉院長先生は、毎朝出勤時、毎夕退勤時、お見舞いに来てくださり、励ましてくださいました。

猛反対を押し切ってすぐに職場復帰をし車椅子リハビリで歩けるようになった

　2008年1月4日退院。

退院後の再診で、とくに問題はなく、1月8日に帰国しました。

　早期のリハビリが大切であることはわかっていました。

　そのため、翌9日から職場復帰を決断。家族は猛反対しました。

　私は、当時病棟と外来を担当していたので、病棟と外来を行き来しなければなりません。それがたいへんでした。

　手術する前には73キロあった体重が、50キロになっていました。3分の1ほどの体重がなくなってしまったわけです。

　闘病生活で、当然筋肉も落ちていましたので、両足に100キログラムの重しをつけたかのようで、歩くことができませんでした。

　どうしたものかと考え、車椅子を押して歩くことを思いつきました。これをやってみると、歩けました。病棟と外来を行き来することができました。

　仕事が終わったあと、18時ころから車椅子を押して、トロピカルビーチの砂浜に出かけました。

　水際の砂浜を、1キロほど愉しく行き来しました。手術後の私独自のリハビリです。

第1部　最先端の予防医学健康寿命を延ばして平均寿命に近づけるために

　4ヶ月半ほど続けることにより、車椅子なしで、完全に歩けるようになりました。

　帰国した翌日からの仕事復帰に、家族は猛反対しましたが、あのとき安静にしていたならば、おそらく寝たきりになっていたでしょう。

　101歳になっても、元気で仕事をしている今の自分はなかったと思います。

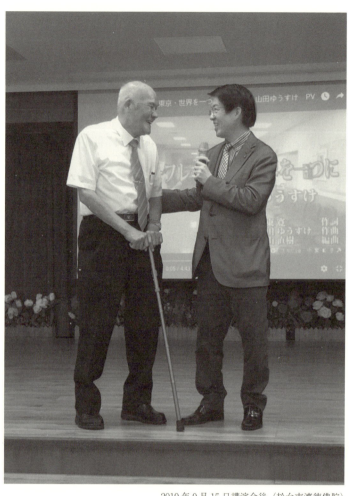

2019年9月15日講演会後（於台南濟德佛院）

第2部

最先端の予防医学
健康寿命を延ばして
平均寿命を超えよう

南越谷健身会クリニック院長
医学博士
日本未システム学会評議員
日本アレルギー学会専門医
日本呼吸器学会専門医
日本東洋医学会専門医
周東 寛

1 私の男性パワー補充療法
認知症、パーキンソン病には効果が顕著

5週間に一度 125mg

　田中旨夫先生は、父の一つ年下です。父は大正6年に台湾の新竹県糊口で生まれ、岩手医専（現・岩手大学医学部）を卒業して医師になり、大袋医院を開院しました。

　2019年1月に台湾で講演会があり、そこで田中旨夫先生と知り合いました。私の講演をお聞きになった田中先生は、私独自の健康法や温熱療法にたいそう驚かれたようです。ほとんど同じようなことを、田中先生もおやりになっていたそうです。

　そのあとで、田中先生の講演を聞き、私も驚きました。医療に関する考え方の基本が、まったく同じであったからです。

　講演の後、お話をしたのですが、共感、同感の連続で、もう止まらなくなりました。

　田中先生がおやりになっているもののなかで、私がやっていないことが一つだけありました。それは男性ホ

ルモンの補充療法です。

　さっそく私自身も男性ホルモン補充療法をすることにしました。

　令和元年1月25日に第1回目の男性ホルモン補充療法を行いました。分量は125mgです。

　田中先生は、250mgでやっておられますが、私は半分の量にしました。

　次に3月1日に2回目の男性ホルモン補充を行いました。5週間に1回ということです。田中先生は4週間に1回250mgをやっておられますが、私はいまのところ5週間に1回125mgです。この原稿を書いている時点（令和元年8月）で、7回男性ホルモン補充療法を、自分自身に行ったことになります。

認知症、パーキンソン病の人には効果が顕著

　当院の男性パワー療法の男性ホルモン使用量は、患者さんによって異なりますが、男女ともに2週間に1回の投与となっています。男性パワー療法は、おもに筋力を増やし、脂肪燃焼効率を高め、褐色脂肪細胞、ベージュ脂肪細胞を増やし、さらに骨芽細胞を増やす作用を持つと考えられています。それは、細胞を若くさせて、ミト

コンドリアを増やし、細胞機能を高めているということ
でもあります。

　ミトコンドリアを改善させて増やす男性ホルモン補充
療法は、当医院の患者さんに対しても、もちろん行って
います。「この患者さんに行うと、必ず改善する」と、
確信を持つことができた患者さんに対して、積極的に
行っています。

　男性ホルモン補充療法を行うことによって、著名な改
善が認められたのは、認知症、パーキンソン病、COPD
（肺気腫、慢性気管支炎）の方、それにフレイル（後に
詳しく述べます）の方たちです。これらの病気の方は、
とても良くなってきています。

　認知症というのは、日常生活に支障をきたすほど、物
忘れが激しくなったり、時間や場所が分からなくなった
りした状態をいいます。脳萎縮という所見であり、脳の
神経細胞が死滅し、減少していると考えられます。

　最近、認知症に多い「脳萎縮性脂肪」アポリポ蛋白Ｅ
も発見されています。これは動物性脂肪を多く食べると
増えてきます。動物性脂肪は避けるべきです。この「脳
萎縮性脂肪」を減らすよい治療薬があります。

　パーキンソン病とは、円滑な運動を行うための脳の役
割に異常が生じる病気です。思ったタイミングで歩き出

せなかったり、小刻みな歩行になったりします。

日本では、およそ1000人に1人、60歳以上では100人に1人くらいの割合で、この病気になっています。したがって、超高齢化が進むにつれて、パーキンソン病の患者さんは増えることになると予測されています。

パーキンソン病の患者さんは、コーナーを曲がるとき、とくに歩幅が狭くなります。男性パワー補充療法を行うと、次に来院されたときには、元気な人と同じ歩幅で元気にコーナーを曲がられます。

それを見ると、嬉しくなってきます。まさに医者冥利に尽きるといったところでしょうか。

80歳を過ぎた男性の患者さんに男性パワー療法

80歳を過ぎた男性の患者さんですが、寝たきりで、通院されるときは車椅子です。あたまはしっかりしているのですが、肺気腫で、もしも肺炎を起こすと、死んでしまうおそれがあります。

当院を受診される前に、肺気腫で肺炎を起こしたことがあり、そのときに膀胱にカテーテル（膀胱留置カテーテル）を入れました。膀胱留置カテーテルは、どれほど清潔にしても、ヒトの体にとっては異物です。留置カ

テーテルが原因の合併症の恐れもあります。

　ですから、膀胱留置カテーテルは、できるだけ早く抜去すべきなのですが、肺炎の症状が落ち着いても、膀胱留置カテーテルを入れっぱなしという人が少なくありません。

　この患者さんも、膀胱留置カテーテルを入れっぱなしにしていました。肺気腫ではありましたが、肺炎の方は落ち着いていました。そこで、さっそく膀胱留置カテーテルを抜去しました。

　そうとうに免疫力が落ちているので、もう1度肺炎になってしまったら、死んでしまうかもしれません。

　どうしたものかと考え、男性パワー療法をすることにしました。

　すると、まず食欲が出てきました。気力も出てきました。呼吸の状態も改善されてきました。元気になって、生きがいを感じるようになりました。

　それまでは寝たきりで、車椅子で通院されていたのですが、いまでは起き上がって生活をしています。

　男性パワー療法は、温熱療法と協力しあって、細胞のミトコンドリアを増やし、細胞を活性化しているのです。

「内臓機能連携」「内臓ネットワーク」から 「五臓六腑」 を解釈する

　肺気腫はもちろんのこと、気管支拡張症、慢性気管支炎、ＣＯＰＤ、肺線維症など、肺の病気には、「温熱療法」も大きな効果があります。身体の細胞のミトコンドリアを増やしながら活性化させるので、よい効果は全身におよびます。

　ハイパーサーミアと呼ばれている温熱療法の機器は、従来の機器を凌駕する画期的なものであり、当院にも設置されています。最新のものなので、他のところでは治療費が高価なようですが、当院はかなり安価に設定していますので、気軽にお声がけください。

　私は、かなり早い時期に独自の「足湯」の方法を開発し、そのときに１日30分の足湯を続けることにより、「オリモノが減った」「子宮内膜症が改善した」「子宮筋腫が小さくなった」「排尿利尿しやすくなりました」という女性がたくさんあらわれました。

　これは血行不良で弱っていた子宮、卵巣が活性化したということです。それらから毒素が排出されたということでもあります。

人体はすべてつながっていて、臓器間の連絡や交通も、想像をはるかに超えるほど密接です。たとえば弱っていた腎臓が元気になると、その人のすべての臓器、すべての機能が元気になります。

　逆に言うと、腎臓がさらに弱ると、人工透析にすればいいということではすみません。腎臓が弱っていくということは、体全体が弱っていくということなので、死に近づくということにはかならないのです。

　これを、私は「内臓機能連携」「内臓ネットワーク」と呼んでいます。

　現存する中国最古の医学書『黄帝内経』に書かれてある五臓六腑とは、肝、心、脾、肺、腎の五臓、大腸、小腸、胆、胃、三焦、膀胱の六腑ということになっています。

　しかし、今日の解剖学的知識とは一致しません。さらに六腑のなかの三焦は、何を指しているのか明確ではありません。

　その『黄帝内経』の五臓六腑も、「内臓機能連携」「内臓ネットワーク」という観点から解釈すると、なるほどということになります。

　骨からも、脂肪からも、筋肉からも、幾種類ものホルモン、「メッセージ伝達物質」が、あとで詳しく述べま

第 2 部　最先端の予防医学健康寿命を延ばして平均寿命を超えよう

五臓六腑

紀元前200年前、つまり2200年前の「黄帝内経」
五臓を活性化させるため体表にある経絡、経穴を刺激する。お灸、鍼、マッサージ、指圧、漢方薬で治療する。
六腑を活性化させて五臓を活性化させている。

近代医学で解説する五臓六腑
臓腑ネットワーク

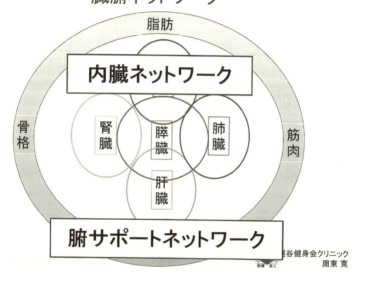

第2部　最先端の予防医学健康寿命を延ばして平均寿命を超えよう

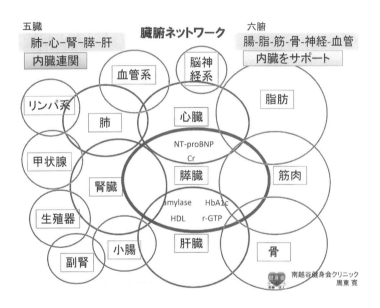

内臓ネットワーク
心-腎-膵-肝-肺 連関

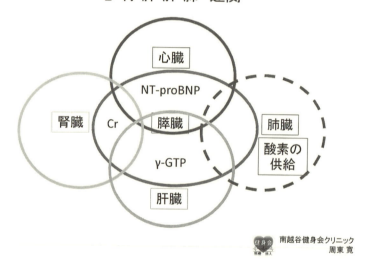

第2部　最先端の予防医学健康寿命を延ばして平均寿命を超えよう

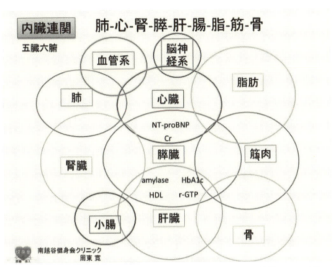

ハイパーサーミア温熱効果は、全身の細胞内のミトコンドリアを増やし、元気にしてくれる

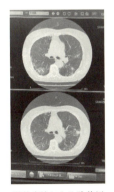

温熱療法による改善例

右側の陰影が、下は上に比べて減少しています。さらに空洞の壁が、上は厚く、下は薄くになっています。温熱治療を24回して良くなり、3か月温熱治療をやめ、その後の検査でした。3か月やめても改善したままでした！

すが、分泌されています。そして、それらすべてが健康に関わっているのです。

気管支拡張症を、止血剤と温熱療法の併用によって改善させる

　鼻や口と肺をつなぐ気管支は、肺の中に空気を運ぶ通路でもあります。その気管支が広がってしまうと、壊れた部分ができます。そこに細菌やカビが増殖することにより、炎症がおこります。そのことにより、気管支拡張がさらに進行します。

　気管支の壊れた部分に増殖した細菌やカビが、肺の中にもひろがると、肺炎になってしまいます。

　気管支が炎症をおこしているところは、血管が増えるため、喀血することもあります。

　そのほか、喀痰、血痕、咳などの症状もよくみられ、大量の喀血を起こすこともあります。

　それらの症状を軽減させるために、マクロライド系抗菌薬を投与して炎症を抑えたり、喀痰をスムーズに出す薬を併用したりします。

　感染を起こしていることが疑われる場合には、適切な抗生物質を使って感染を抑えます。

喀痰や喀血に対しては、止血剤の投与を行います。温熱療法を併用することにより、大きな改善効果がみられるのは、このときです。気道粘膜の毛細血管が改善して、喀痰や喀血がより効果的に改善されます。

喉の炎症をトラネキサム酸と温熱療法を
併用し改善させる

喉（のど）の痛みの主な原因は炎症です。細菌やウイルスが体内に侵入すると、これを取り除こうと毛細血管が拡張し、血流が増加します。それが赤みや腫れとなり、炎症と呼ばれています。

喉の粘膜が乾燥することでも炎症が起こります。空気が乾燥する冬は、喉の粘膜も乾燥しやすく、注意が必要です。花粉症になり、鼻がつまると口呼吸になるので、喉の粘膜が乾いて炎症を起こしやすくなります。

喉の粘膜は、ウイルスや花粉を吸着する粘液で覆われています。しかし、喉の粘膜が乾燥すると粘液が減り、ウイルスや花粉を吸着できなくなってしまいます。そうして、ウイルスや花粉のために炎症をおこしてしまうのです。

カラオケで長時間歌い続けても、喉頭（こうとう）や

声帯がダメージを受け、炎症をおこしてしまいます。どんなにアンコールの拍手が多くても、適当なところで他の人に交代しましょう。

声を出すことが多い仕事に就いている人は、腹式呼吸をマスターして、お腹から声を出すようにすると、声帯を痛めにくく、炎症もおこしにくいでしょう。

喉の痛みの原因が、細菌であったときには抗生物質、ウイルスであったときには抗ウイルス薬を処方します。

しかし、一般に風邪と呼ばれている症状を引き起こすウイルスには、特効薬はありません。そのため、炎症を鎮める作用のあるトラネキサム酸を処方することがあります。トラネキサム酸は、抗プラスミン製剤であり、抗炎症、抗出血作用となる成分であり、毛細血管を丈夫にしてくれます。

このとき、毛細血管の炎症、透過性亢進を調節するために温熱療法を併用することをおすすめします。

喉の炎症は、一般的には「冷やす」ということになっています。しかし、私は冷やしたり温めたりしたほうがいいと思います。炎症がさほどでないときには、温熱療法で温めて血流を高め、汚血（東洋医学の瘀血は汚血を含んでいます）、鬱血（うっけつ）を解除して炎症を吸収し、消していくことができます。

54

甲状腺炎症、抗サイログロブリン抗体、
抗甲状腺マイクロゾーム抗体

　私の理論の一つである「筋肉トレーニングすれば甲状腺機能が回復する」ということを、これから説明します。

　抗 TOP 抗体の減少が、当院の患者さんで認められています。喉の前方にある甲状腺が炎症をおこしているのに、喉が痛い、風邪だと勘違いしていることがあります。発熱があり、喉がとくに痛いときには、急性甲状腺炎を疑ってみるべきです。

　急性甲状腺炎よりも長く続く亜急性急性甲状腺炎は、30 〜 40 歳の女性に多く発症する甲状腺炎です。

　発熱や痛みがひどいとき、甲状腺ホルモン値が異常に高くなったときには、副腎皮質ホルモンか非ステロイド性抗炎症薬を、症状の程度をよく見て選択します。

　ひどい発熱や痛み、脈が異常に速い頻脈という症状があったときには、脈を抑える薬を併用することもあります。

　慢性炎症の一つである橋本病は、炎症が軽度であったときには甲状腺の機能は正常ですが、炎症が進行すると

甲状腺の働きが悪くなり、甲状腺機能低下症になります。

　甲状腺機能低下症になると適切な量の甲状腺ホルモン薬（商品名‥チラーヂンＳ）を内服しますが、このとき温熱療法を併用すると効果がより顕著になります。

　さらに当院では、水素を点滴することによって改善させることができることが認められています。特に橋本病の改善が顕著です。

　また筋肉トレーニングをして筋肉を増やし、筋力を向上させると、マクロファージを介してサイトカインが出て、甲状腺ホルモンが増えます。

　当院の患者さんに温熱療法を２ケ月行なうことにより、甲状腺特有抗原と反応する抗サイログロブリン抗体、抗甲状腺マイクロゾーム抗体、抗甲状腺ベルオキシターゼ抗体（抗ＴＯＰ抗体）の減少が認められています。

逆流性膵臓炎（私の命名）には白湯を

　「細胞にとって水はとても大切」であることは、いうまでもありません。そこで、私はお湯を飲むことを思いつきました。

　何も入っていないただのお湯である「白湯（さゆ）」

に含まれる栄養素はミネラルくらいであり、カロリーはもちろんゼロです。その白湯は、洋の東西を問わず古くから「健康によい飲みもの」として愛飲され続けてきました。インドの伝統医学「アーユルヴェーダ」では、白湯がまるでお菜のように扱われています。

白湯の効果の第一は、「体を中から温める」ことです。そうすると小腸があたたまり、小腸の周囲もあたたまってミトコンドリアが増えてきます。体が冷えきってしまうと、暖房をつけても厚着をしても、なかなか体の中からは温まりません。これは内臓が冷えきっているからです。

白湯を飲むと、体の中心部から温められます。食道から胃、腸管に沿って、白湯が体の中心部を温めながら流れていくわけです。

それが、食道や胃、腸管と隣り合わせの血管や内臓をじかに温めることにもなります。

それとともに、食道や胃、腸管の粘膜についた食べカスを洗い流してくれて、炎症を抑えてくれます。これが第二の効果になります。

高齢になると、噛む力も消化力も衰えるため、肝臓や膵臓（すいぞう）から十二指腸につながる管（すい管、総胆管）の合流部出口を詰まらせてしまうことがありま

す。そうなると、肝臓、胆嚢（たんのう）、膵臓に悪影響がおよび、臓器炎症などのトラブルとなります。

　白湯はそのようになることの防止に大きな力を発揮します。食後60分後くらいに、白湯を200cc飲んでください。

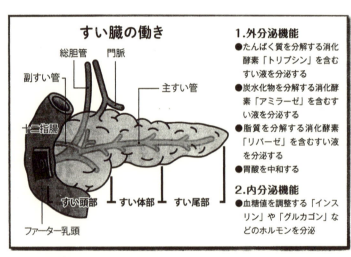

はつらつ元気　2018年8月号より

第2部 最先端の予防医学健康寿命を延ばして平均寿命を超えよう

認知症、アルツハイマーに大きな予防と改善の効果が ホヤに含まれる「プラズマローゲン」

　ホヤに含まれる「プラズマローゲン」が、認知症とその一種であるアルツハイマーの予防と改善に効果があるということがいわれたのは、20年ほども前のことでした。

　その後も研究が進められ、商品化も行われ、じわじわと使用者を増やし続けています。

　プラズマローゲンはリン脂質の一種で、ヒトの場合、リン脂質全体の18％がプラズマローゲンです。

　認知機能に影響をおよぼすのは、「アミロイドβ」であることはよく知られています。アルツハイマー病の特徴のひとつである老人斑を構成しているおもな物質が、アミロイドβです。

　プラズマローゲンには、そのアミロイドβの排出を促す働きがあり、細胞の酸化を守る働きもあることがわかっています。

　プラズマローゲンは、ホタテ貝にも含まれています（ホタテ・プラズマローゲン）。ニワトリのむね肉にも豊富に含まれています。しかし、プラズマローゲンは壊れやすいので、それらを大量に食べたからといって、認

59

知症やアルツハイマーを予防したり、改善させたりできるとは限りません。

　プラズマローゲンのサプリメントが、すでにできあがっています。とても興味深いものになっています。きっと人々の役に立つと思います。

ＣＯＰＤにも顕著な効果が認められます

　咳が続いたり、一日中痰がからんだり、少し動いただけなのに息切れがしたりする症状があるときには、ＣＯＰＤを疑ってみてください。

　ＣＯＰＤの恐ろしいところは、これらの症状がゆっくりと進行していくことです。そのため、早期に気づきにくく、重症になってはじめて気づくことが多いのが特徴です。

　さらにＣＯＰＤは、炎症性細胞が増加して炎症性サイトカインをたくさん出すため、肺の炎症を契機に炎症が全身に広がってしまうことも大きな特徴となっています。このとき、全身の細胞のミトコンドリアが異常になっていくと考えられます。

　肺の炎症から全身に広まる病気には、次のようなものがあります。

骨粗しょう症………骨がもろくなる

骨格筋障害…………筋力が低下する

心臓や血管障害……心不全、心筋梗塞、不整脈の頻度

腹部の消化管障害…十二指腸潰瘍や逆流性食道炎

代謝障害……………糖尿病や脂質異常症など

メンタル障害………うつ状態になる

　タバコを吸うことにより傷むのは、気管、気管支、肺胞および肺胞につながる血管です。骨組織のなかの血管に炎症がおよぶと、骨破壊細胞が増加し、骨が弱くなります。組織破壊の改善にサーチュイン遺伝子の内服がよかった例もありました。

　ＣＯＰＤや間質性肺炎（肺線維症）などにより、間質じたいが１度線維化してしまったならば、もうもとには戻らないといわれています。私もかつてはそう思っていましたが、線維化してしまった間質であっても、もとに戻るのではないかと考えるようになりました。

　温熱療法は、ＣＯＰＤに対して大きな改善効果があることはわかっています。**男性パワー補充療法**が、ＣＯＰＤに対して大きな改善効果があることもたしかです。

　内服薬には、主成分トラニラストのリザベン（キッセ

イ薬品工業）が、多くの症例で優れた効果を発揮しています。

　温熱療法と男性パワー補充療法、内服薬リザベンを同時に行うと、著しい効果が期待できるのではないでしょうか。この本が出るころには、そのような治療を始めているに違いありません。

2 男性パワー補充療法は男女ともに

男性パワー補充療法は、全身の細胞内のミトコンドリアを増やす手助けをすることで、骨と筋肉の量を増やし強くします

フレイル、サルコペニアに、とくに大きな効果が認められます

　フレイルというのは、体がストレスに弱くなっている状態のことをいいます。高齢者のフレイルは、生活の質を落とすだけではなく、さまざまな合併症も引き起こす危険性があるので、早めに男性パワー補充療法を行う必要があるといえます。

第2部　最先端の予防医学健康寿命を延ばして平均寿命を超えよう

　フレイルとともによくいわれている症状にサルコペニアがあります。

　サルコペニアは、加齢や疾患により、筋肉量が減少し、握力、下肢筋、体幹筋などの筋力低下が起こること指します。

　歩くスピードが遅くなったり、杖や手すりが必要になったりしたときには、サルコペニアを疑った方がよいでしょう。

　男性パワーの補充療法は、骨と筋肉を強くし、骨と筋肉の量を増やすので、フレイル、サルコペニアには、当然、大きな効果が認められます。

　さらに、以下のことは、ホルモンの減少によるものであることが、確実視されつつあります。これらのマイナス因子が重なることにより、体細胞のミトコンドリアは減少し、変性していくと思われます。

　筋肉の萎縮
　骨の萎縮
　脂肪組織の劣化
　血管の動脈硬化
　神経の萎縮
　内臓の萎縮および機能低下

63

免疫力の低下

　男性ホルモンを補充すると、ホルモンの減少が原因の
これらの症状が、当然のことながら改善されることにな
ります。ミトコンドリアの復活が鍵だと思います。
　現在、ホルモンの減少によるものであることが確実視
されているのは、この７つですが、詳しく調べればもっ
とあるはずです。さらに、この７つが改善されれば、数
多くの波及効果があらわれるはずです。
　たとえば、脳の状態が改善、腰の筋肉が改善、小腸の
代謝が改善、大腸の排泄力が改善、膀胱の力が改善、尿
もれが改善、心臓の力が改善、肺の力が改善などです。
　結局、男性ホルモンを補充すると、全身の体細胞のミ
トコンドリアが改善され、身体全体がよくなるというこ
とです。
　身体全体がよくなれば、自律神経系が安定してくるの
で、さらに元気になります。考え方がおかしかった人
が、おかしくなくなる、ということも起きています。引
きこもりがちだった人が、積極的に活動しはじめたりも
しています。
　老化現象とは、「ホルモンが足りなくなって、体が枯
れていく現象」であるともいえます。ですから、ホルモ

ンを補充することにより体全体がよくなり、そのことにより精神全体もよくなるということでしょう。

肉体のダメージが起きる以前に修復することが大切です。そうすると、さまざまな部位が次々と健康を取り戻し、よくなっていきます。体も精神も性格までも「倍々連鎖」で改善され、すべて健康になってしまうわけです。

田中先生のように102歳になっても、医師として医療の仕事を続け、テレビに出演したり、1年に何回も講演したりするようになるわけです。前述のＣＯＰＤの人などもそうですが、治療を続けることにより、気力も体力も改善し、やる気が出てきて、行動が活発になり、性格が明るく前向きになり、生きている実感があふれ、人のために奉仕するようにもなるのです。

サルコペニアとは、「筋肉減少」という意味

サルコペニアは、加齢にともなってあらわれる顕著な症状であり、男性ホルモン補充療法のメインターゲットの一つでもあるので、もう少し詳しく見ていきましょう。

サルコペニアとは、Sarx（筋肉）と Penia（減少）というギリシャ語を組み合わせた造語で、1989年ごろにアメリカで提唱された新しい概念です。加齢や生活習慣な

どによって、筋肉が急激に減ってしまう状態のことです。

　サルコペニアは 65 歳以上の高齢者に多く、75 歳以上になると急に増える傾向があります。

　歩くのが遅くなる
　歩くときの歩幅が狭くなる
　転ぶことが多くなる
　転んだときに骨折しやすくなる
　着替えが遅くなったり、できなくなったりする
　入浴がひとりでできなくなる

　これらがサルコペニアのおもな症状ですが、65 歳以下の人にもみられます。

　デスクワークばかりであったり、どこへ行くのも自動車を運転したりする人は、どうしても筋肉がつかないばかりか、加齢にともない著しく減ったりもするので、65 歳以下の人でもサルコペニアになりがちです。

　サルコペニアになっているかどうか、医師に診断を依頼すると、筋肉量と歩行速度、握力から判断することになります。

　サルコペニア予備群には、以下の 4 タイプあります。

第 2 部　最先端の予防医学健康寿命を延ばして平均寿命を超えよう

痩せている 75 歳以上の高齢者
たんぱく質の摂取が少ない粗食の人
メタボだけれど脚が細い人
食事制限だけを行い運動をしないダイエット中の女性

　これらの人は、何らかの改善を行わないで、そのままの状態を続けると早晩サルコペニアになってしまいます。
　どうかご注意ください。

フレイルは虚弱という意味

　フレイルは、日本老年医学会が 2014 年に提唱した概念です。「Frailty（虚弱）」の日本語訳です。
　「健康な状態」と「要介護状態」の中間あたりにいる状態であるといえます。身体的機能や認知機能の低下が見られますが、適切な治療を行い、予防のための行動をとると、難なく「健康な状態」にもどることができます。しかし、そのままにしておくと、「要介護状態」に進むことになります。「倍々連鎖虚弱」になるわけです。
　サルコペニアが「筋肉量が減少し、筋力や身体機能が低下している状態」であるのに対し、フレイルは「身体の予備能力が低下し、健康障害を起こしやすくなった状

67

態」すなわち「虚弱」状態を指します。

　サルコペニアは、おもに筋肉量の減少を問題にしますが、フレイルは体重減少、倦怠感、活動度の低下なども問題にします。フレイルのほうが、概念が大きいといえます。

　サルコペニア（筋力の低下）、フレイル（虚弱状態）は、ともに加齢、栄養不足、身体活動量の低下、さまざまな疾患の合併などが、原因としてあげられています。原因が同じなのです。

　ということは、サルコペニア（筋力の低下）とフレイル（虚弱状態）が同時におこることもありえるわけであり、サルコペニア（筋力の低下）とフレイル（虚弱状態）はつながりやすいともいえます。

身体全体を元気にするばかりではなく、
精神にもよい影響をもたらす

　田中旨夫先生に出会うことにより、私自身も男性パワー補充療法を開始することになったのですが、これは運命だと思います。この運命を、私は素晴らしいものと感じています。

　「運命の人」に出会って、男性パワー補充療法を、自

第2部　最先端の予防医学健康寿命を延ばして平均寿命を超えよう

分自身にすることによって、軽めに見積もっても人の2倍の仕事ができるようになりました。

そういうと、「周東先生はもともとひとの2倍の仕事をしていましたよ」と、言われてしまうので、その倍の4倍の仕事ができるようになったと言いなおしましょう。

本当に疲れないのです。疲れがまったくないわけではありませんが、疲労回復が早いので、疲労が気にならないのです。翌日まで持ち越すなどということも、もちろんありません。

体力がまちがいなく増強されています。免疫力も、もちろんアップしています。ニキビ、吹き出物が激減しました。

さらに、記憶力が良くなっています。それは、はっきり自覚できるほどです。

アメリカ大統領が、スピーチでのっけから「私が誰よりも大統領に向いているのは、第1に抜群の記憶力があるからです」と、自慢したそうです。そうして、続けて、「第2は……なんだっけ？」と言い、爆笑になったそうですが、私の記憶力がよくなったのは、本当です。

億劫がらずになんでもできるようになり、生き生きしています。

鬱症になったり、短気になったりしなくなります。

69

体力が増してきて余裕ができたので、人に奉仕をする気持ちも増強されました。ボランティア精神が溢れている感じがします。

　男性パワー療法は、それくらい身体に大きなよい影響を与え、そのことにより精神にも大きなよい影響を与えているようです。田中旨夫先生がそうであるように私もそうなっています。

男性は必ず前立腺ガンの有無を確認してから

　男性パワー補充療法の副作用としては、３つだけ考えられます。

　一番恐いのは、男性の前立腺ガンを悪化させる作用です。そのため、男性が行うときには、必ず前立腺ガンのチェックを行います。ガンの有無を確認してからやります。

　前立腺ガンを早期に見つける方法は、「ＰＳＡ検査」です。「ＰＳＡ検査」は、通常の血液検査で行える手軽な検査です。

　ＰＳＡとは、前立腺だけが作り出すたんぱく質「前立腺特異抗原（Prostate Specific Antigen）のことです。

　ＰＳＡは前立腺ガンでない人からも分泌され、年齢が

上がるにつれて正常値が高くなる傾向にあります。

　前立腺ガンがあるときには、ガン細胞から多量のＰＳＡが血液に放出されるため、血液中のＰＳＡの数値が高くなります。

　そのため、何歳の男性がどれくらいの量のＰＳＡであるかが問題になります。

　ただし、前立腺肥大であったときや炎症を起こしているときにもＰＳＡの数値は高くなるので、超音波（エコー）やＭＲＩによって精密検査をし、前立腺ガンがないことを確認して治療を開始します。

　治療を開始した後は、数ヶ月に１回、定期的にＰＳＡ検査（血液中の前立腺に特異的なタンパク質ＰＳＡ値の測定）を行います。これまでのところ、治療後に変化がないのがほとんどで、減っていたこともありました。これは改善されたことによるものだと思われます。

副作用の２つ目は脱毛、３つ目は多毛です

　男性パワー補充療法の副作用の２つ目は、脱毛です。私自身については、とくに頭の毛が薄くなってきたということはありません。むしろ少し増えた感じで、毛の艶はよくなってきています。まだ始めたばかりともいえる

状況なので、もっと長期に観察を続けて、またご報告いたします。

　3つ目は、逆に多毛です。

　私は125㎎を5週間に1回ですが、125㎎を2週間に1回でも、多毛の心配もないようです。むしろ、眉毛や睫毛が少し濃くなるくらいならば、歓迎したいところです。

　毛が薄くなることと多毛は、真逆の現象です。男性ホルモンを補充することによって、そのようになるメカニズムをご説明しましょう。

　男性ホルモン、別名アンドロゲンは、テストステロン、アンドロステネジオン、デヒドロエビアンドロステロンなどから成り立っていますが、大半はテストステロンです。

　テストステロンという言葉を聞いたことがある方は、多いのではないでしょうか。オリンピックのドーピング検査でよく出てきます。筋肉を強化し筋肉量を増やすことに効果のあるいわゆる筋肉増強剤です。

　私も田中先生も「生活の質」を高めるためにこれを注射し「元気で長寿のドーピング人生」になり、老後を迎えて生きるあかしをさらに謳歌していくことになります。

　女性の方の骨粗鬆症の治療にも使用します。テストステロンには、そのほかの作用として、ヒゲ、胸毛、お腹

の毛、背中の毛などを増やしたり濃くしたりする作用があります。しかし、男性の10分の1の量しか使用しないので、安心してよいでしょう。

男性ホルモンの働きが強く出てしまう女性がいます

このことについて、とくに女性に申し上げたいのですが、女性は女性ホルモンのみ分泌されている、というわけではありません。女性にも、女性ホルモンと男性ホルモンの両方が分泌されています。

女性の男性ホルモンの分泌は、もちろん男性よりは、はるかに少ないのですが、分泌されていないわけではありません。

女性の女性ホルモン分泌が盛んなのは、20代半ばから40代前半あたりまでで、そのあと急激に減少します。男性ホルモンのほうも減少するのですが、もともと少ない量であり、女性ホルモンのように急激には減少しません。

そのため、40代後半あたりに、男性ホルモンの働きが強く出てしまうことがあります。そのことを、40代後半あたりから「女性が男性化」するといわれているわけです。

ただし、これはそのように男性ホルモンの働きが強く出てしまう女性もいるということであり、すべての女性がそうなるわけではありません。

　それに、男性ホルモンの働きが強く出てしまった女性にもメリットはあります。筋骨の増加により、活動力が高まり、気力が充実し、プラス思考になり、認知症はもとより「認知症ぎみ」も改善され、骨粗鬆症になりにくいのです。

　女性は、月に1、2回、男性の5分の1から20分の1の量を、注射します。

「オジサン化」している女性は、
まずは過剰なストレスを減らして、
女性ホルモンの分泌を正常にしましょう

　脳には自律神経を安定させる部位があります。その部位と、卵巣にエストロゲンの分泌の指令を出す部位が、とても近くにあります。そのため、自律神経を安定させる部位と卵巣にエストロゲン分泌の指令を出す部位が、互いに影響しあっています。

　ですから、ストレスが過剰になったりして、自律神経が不安定になると、女性ホルモンのエストロゲンの分泌

が減ってしまうことがあります。

　過剰なストレスは、副腎皮質にも大きな影響を与えます。ストレスに対抗するために副腎皮質から分泌されるホルモンが増えるのです。そのホルモンが、男性ホルモンを増やしてしまう働きもしてしまいます。

　女性が、過剰ともいえるストレスを受けると、女性ホルモンの分泌が減り、男性ホルモンの分泌が増えるというダブル効果によって、「過剰なストレスにさらされている、40代後半からの女性は、オジサン化する」ということが、医学的にもいえるわけです。

　ですから「オジサン化」している女性は、まずは過剰なストレスを減らして、女性ホルモンの分泌を正常に戻す必要があります。

　男性パワーを補充すべきか否かは、その後の判断になります。

女性アスリート、ランナーは「脂肪不足」に 注意しましょう

　女性ホルモンのエストロゲンの主成分は、コレステロールです。コレステロールは、脂質の一種です。

　脂肪はよくないと、脂肪をまったく摂らないダイエッ

トをすると、当然コレステロールも減ってしまうので、エストロゲンの分泌も減ってしまいます。

最近とみにランニングを楽しむ女性が増えていますので、女性ランナーを例にとってみてみましょう。

ランニングは心肺機能や筋力を維持、向上させるとともに、達成感、満足感も得られて、精神的にもとても良いアクティビティです。

ただし、「走っている」ということだけで、健康的な生活を送ることができているとはいえません。実際、食事や生活習慣が乱れている人が、けっこうおられます。

残業して帰ってきて夜中に走りに出たり、おにぎりひとつや、菓子パンひとつをかじって、マラソン大会に出場したり……。これは、いけません。運動することのよさを、食事、生活習慣の乱れが上回っています。

タンパク質の不足、ビタミン、ミネラル、酵素の不足も大きな問題ですが、女性ランナーでとくに気になるのが「脂肪不足」です。

ランナーに限らず女性は脂質を「肥るもの、体に悪いもの」として敬遠しがちですが、良質な脂を摂るようにしないと、かえって代謝のパフォーマンスが落ちます。

それに、女性ホルモンの材料は、コレステロール、つまり脂なのです。ですから、ダイエットだと極端に脂を

摂るのを避けていると、女性ホルモンの分泌が減ってしまいます。

女性は、「余分な脂肪が体についていない」ことを誇りにしがちですが、本当は「余分な脂肪」ではなかったということが多いようです。

それに、屋外を走っているランナーは、日焼けして「光老化」が進行しやすく、顔にも脂肪が少なかったりするので、老け顔になりやすいということもあります。

「走っている」ということだけで、美容と健康にいい生き方をしているということにはならないことに注意が必要です。

男性も、男性ホルモン、
女性ホルモンの両方が分泌されている

毛の話に戻りますが、ＡＧＡ（男性型脱毛症）の方は、男性ホルモン・テストステロンの値が高い傾向にあります。

男性ホルモンは、体毛を増やしたり濃くしたりする働きがあります。しかしながら、髪の毛にたいしては逆の作用になります。脱毛や薄毛を促してしまうのです。

ですから、男性ホルモンによってＡＧＡ（男性型脱毛

症）という症状がおきるのです。

　ただし、このことのメカニズムは複雑で、男性ホルモンそのものが、抜け毛や薄毛を促すわけではありません。正確には、男性ホルモンがかかわったメカニズムによって、脱毛や薄毛が進行していくということです。

　先に、女性は、女性ホルモンの分泌が優位ですが、男性ホルモンもつくられているということをいいました。これは男性も同じです。男性ホルモンの分泌が優位ですが、女性ホルモンもつくられています。

　ですから、女性も男性ホルモンが優位になってしまうと、男性型脱毛症（女性のＡＧＡはＦＡＧＡと呼ばれています）になることもあります。「40代後半あたりから女性ホルモンが急激に減り始めるからなる」ということもありますが、ストレスによりホルモンのバランスを崩れて、男性ホルモン優位になることもありますので、自分はどちらに該当するかを見極める必要があります。

私のゴルフのスコアーが 91 から 85 に

　男性パワーを補充して、毎日トレーニングを行えば、筋肉は増加していきます。

　筋肉痛が少なくてすむのは、筋肉疲労の回復が早くな

第2部　最先端の予防医学健康寿命を延ばして平均寿命を超えよう

るからでしょう。

　私自身の筋肉増加の証拠は、ゴルフスコアーです。それまでは91だったのが85になりました。85は2回続きました。

内臓やミトコンドリアにも運動刺激が効果を発揮！
周東流マンボ体操、昇竜体操、肩まわしストレッチ

体操の最中には「丹田」という経穴（お臍の3センチくらい下のところ）を意識してしめてください。小腸を腹筋で持ち上げてください。小腸の腸間膜の脂肪貯留が減少します。

マンボ体操

押す、揉むといったマッサージには、血行を促進するなどの機能活性の作用が望めます。しかし、胃の後ろの膵臓には、お腹を揉んでもなかなか刺激が届きません。

そこで、周東流マンボ体操です。

お臍を中心に腹部を揺り動かすと、膵臓が刺激されて元気になり、ミトコンドリアが改善されて増えます。

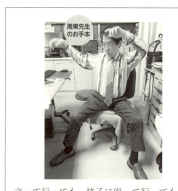

立って行っても、椅子に座って行ってもよい

第2部　最先端の予防医学健康寿命を延ばして平均寿命を超えよう

昇龍体操

　上へ上へと昇っていく龍の動きを模した体操です。

　膵臓のあるお腹、背中、肩、腰、脚までが気持ちよくストレッチされ、全身の血行がよくなります。もちろんミトコンドリアも改善され、増えます。

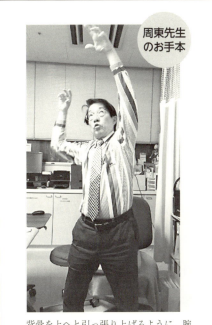

背骨を上へと引っ張り上げるように、腕をグングン伸ばしましょう

肩まわしストレッチ

　普段の生活ではあまり動かすことのない肩甲骨を、大きく動かしましょう。

　肩甲骨の周囲には、アディポネクチンというホルモンを分泌する褐色脂肪細胞が多くあります。

　多様な効果を持つアディポネクチンには、ミトコンドリアを活発にする作用も期待できます。

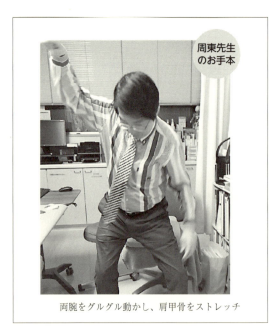

両腕をグルグル動かし、肩甲骨をストレッチ

空・気・球体操

　両手の指を広げて、まるい空気球(空気の球)をつくってください。目は球芯をじっと見るようにして、両手が空気球をなでるように動かします。

　体をゆっくり右へ、左へ。腰を落として、ゆっくりしゃがみ、右へ左へ移動することを何回か繰り返してください。移動しながらのスクワットのような感じです。

　背を伸ばして、龍が空に昇っていくようなのも行ってください。風の流れ、水の流れのように、体を動かします。

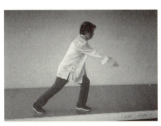

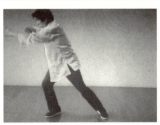

3 元気はつらつ110歳まで
—6つの幸福ホルモン、5つの筋肉関連若返りホルモン

6つの幸福ホルモン

101歳現役田中旨夫医師との出会いによって、「元気はつらつ百歳まで」が「元気はつらつ110歳まで」に変更になりました

人は生まれてからずうっとホルモンの影響を受け続けています。そのホルモンの中で、次の6つをあらためて「幸福ホルモン」と名付けました

幸福ホルモン1
緊張と興奮のアドレナリン

スポーツなどで体を追い込んだときにもアドレナリンは分泌されます。血糖値が上昇し、脂肪燃焼を促進します。分泌されすぎると過剰に攻撃的になり、血圧も上昇しがちです。

副交感神経が優位にならないために、睡眠の質が低下し、ひどいときには不眠症になることもあります。交感

第2部　最先端の予防医学健康寿命を延ばして平均寿命を超えよう

神経が優位な状態が続くと、免疫力が低下し、病気になりやすくなります。

幸福ホルモン2
心のバランスを整えるセロトニン

　バランスを整える作用があり、セロトニンがきちんと分泌されているとイライラすることはありません。暴力的になることも、モヤモヤしてうつ状態になることもありません。

　セロトニンは、よい睡眠をもたらすメラトニンを分泌する原料でもあります。

幸福ホルモン3（これは Dr. 周東オリジナルです）
ノルアドレナリン

　ノルアドレナリンは、ストレスに反応して副腎髄質や交感神経末梢から分泌されるホルモンです。交感神経を刺激して、集中力、判断力および身体能力を向上させます。

　しかし、「不安」「恐怖」「緊張」「怒り」などのネガティブな感情とも深く関わっているので、幸福ホルモン

85

のなかに入れる人は少ないようです。

　ノルアドレナリンは、アドレナリンの原料（前駆体といいます）なので、ノルアドレナリンが分泌されないとアドレナリンは分泌されません。

　ノルアドレナリンが不足すると、やる気が出ない、集中できないという状況に陥ってしまいます。これは、うつ病の症状と似ています。

　ノルアドレナリンが不足しても、過剰に分泌されてもキレやすくなります。ノルアドレナリンは適度に分泌されている状態がベストであり、多くても少なくてもよくありません。

幸福ホルモン4

ドーパミン

　何かに夢中になっているとき、頑張れ、素晴らしい、などのプラスの言葉を浴びるとき、ドーパミンが分泌されます。ドーパミンが分泌されると、さらにやる気が起こります。

　それは、ほとんどのケースで成功につながるので、ドーパミンはとてもわかりやすい幸せホルモンです。

　運動をすることでもドーパミンを分泌させることでき

第2部　最先端の予防医学健康寿命を延ばして平均寿命を超えよう

ます。セロトニンと同じようにウォーキングによっても増えますので、気楽に歩くことも大切です。

幸せホルモン5（これも Dr. 周東オリジナルです）
オキシトシン

　オキシトシンは、相手を思いやったり、親切な行動をしたりすると分泌されます。一緒に食事をしたり、スポーツをしたり、スキンシップをしたり、親密なコミュニケーションをとったときにも分泌されます。
　「飼い主と犬が触れ合うことでもオキシトシンが分泌される」という筑波大学の研究チームによる論文が、アメリカ『サイエンス』誌に掲載され、世界で話題になりました。

幸せホルモン6（これも Dr. 周東オリジナルです）
エンドロフィン

　ジョギングなどで苦しい状態が一定時間以上続いたのち、とても気分がよくなり、まったく疲れを感じなくなり、さらに快感や陶酔感を覚えることがあります。これは、スポーツ医学でいう「ランニング・ハイ」の状態に

87

なったということですが、このとき脳の中に分泌されているのがエンドルフィンです。

エンドルフィンは、性行為の際やおいしいものを食べたときなどにも分泌されます。これまでに見たきれいな情景、感動した音楽や映画を思い浮かべたり、楽しかったときのことを思い出したりしても分泌されます。

5つの筋肉関連若返りホルモン

筋肉関連若返りホルモン1
成長ホルモン

体の成長をつかさどる成長ホルモンは、英語ではHuman Growth Hormoneといいます。サプリメントでよく見かけるHGHは、成長ホルモンのことです。

幼少期から成長期にかけて身長が伸びるのは、成長ホルモンがIGF-1という成長因子の分泌を促進させるためです。ＩＧＦ−１の分泌によって骨細胞の分裂や増加が活発になり、骨格が成長し身長が伸びていくわけです。しかし、そのことによりホルモンバランスが崩れやすくなり、それがニキビの原因になることもあります。

成長ホルモンが不足すると内臓脂肪が増え、インスリ

ンのはたらきが抑制され、食事をしたときに上昇した血糖値が下がりにくくなります。

　成長ホルモンが不足すると、心臓の機能が低下し、血液の流れが悪くなり、血管が硬くなり（動脈硬化）、血管の内部に血の塊（血栓。血液のゴミ）ができやすくなります。

　成長ホルモンは、寝ている間の分泌量が最も多いので、質のよい睡眠をとることが大切です。

　空腹のとき、低血糖状態のときにも、成長ホルモンの分泌が始まります。ランニングなどの有酸素運動を行った場合は、体内で一酸化窒素が産出され、それが成長ホルモンの分泌を促進させます。

　体内のグリコーゲンを乳酸に分解することによってエネルギーを取り出す無酸素運動にも、成長ホルモンの分泌を促進するはたらきがあります。

　成長ホルモンにかかわる栄養素は、たんぱく質とアルギニンです。

筋肉関連若返りホルモン2
副腎ホルモン

　副腎皮質ホルモンは、コレステロールから合成される

ステロイドホルモンで、電解質や糖質の代謝に関与しています。

　腎臓が血流量の減少をキャッチすると、すぐさま傍糸球体細胞からレニンというホルモンを分泌します。レニンは、血液中でアンジオテンシンⅠに変換され、さらにアンジオテンシンⅡに変換されます。

　アンジオテンシンⅡには強力な血管収縮作用があるため、血圧を上昇させ、副腎皮質からの電解質コルチコイド（アルドステロン）の分泌を促進させます。

　アルドステロンには、ナトリウムの再吸収を促す作用があり、腎臓の尿細管はナトリウムとともに水分も再吸収し、循環血液量を増加させ、血圧を上昇させます。

　アンジオテンシンⅡによる血管収縮と、アルドステロンの作用による血液量の増加のダブルで、血圧は上昇するのです。

筋肉関連若返りホルモン3
甲状腺ホルモン

　甲状腺ホルモン受容体は、全身のほとんどの細胞にあるので、甲状腺ホルモンの標的器官は全身の細胞です。

　甲状腺ホルモンが過剰に分泌される疾患（甲状腺機能

亢進症）にバセドウ病があります。手足の振るえ、眼球突出、動悸、甲状腺腫脹、多汗、疲労、体重減少、高血糖、高血圧などが、バセドウ病のおもな症状です

甲状腺ホルモンが不足すると、甲状腺機能が低下します。甲状腺機能低下が進むと、橋本病（慢性甲状腺炎）になります。橋本病になると、全身倦怠感、発汗減少、体重増加、便秘などの症状があります。

筋肉関連若返りホルモン4
性ホルモン

性ホルモンは、男性ホルモンのアンドロゲンと、女性ホルモンのエストロゲン（卵胞ホルモン）とゲスターゲン（黄体ホルモン）に分けられます。

アンドロゲンは、雄の副生殖器の発育および機能を促進し、第二次性徴を発現させます。

思春期における身長の伸びは、エストロゲンの分泌が促進されることで起きます。エストロゲンには、骨端線を閉鎖させる作用もあるので、女性の思春期における身長の伸びは男性より早いのですが、骨端線の閉鎖も男性より早いため、平均身長は男性より低くなります。

筋肉関連若返りホルモン5

インスリン

　インスリンは、膵臓のランゲルハンス島（膵島）のβ細胞から分泌されるペプチドホルモンの一種です。グルコーストランスポーターの一種であるＧＬＵＴ４に作用して、血中のグルコースを取り込ませ血糖値を下げます。

　炭水化物を摂取すると、小腸でグルコースに分解され、体内に大量のグルコースが吸収されることになります。

　グルコースはエネルギー源として重要なのですが、生体内のタンパク質と反応して糖化反応を起こすことがあり、これがとても有害です。老化の原因になり、糖尿病性神経障害や微小血管障害を引き起こします。

　そのためインスリンが分泌され、血糖をミトコンドリアがエネルギーに変換し、筋で利用させて血糖値を低下させ、糖化反応を抑制するわけです。

第2部　最先端の予防医学健康寿命を延ばして平均寿命を超えよう

4 健康ホルモンは、
消化器官からも分泌されている
―血管内皮細胞、神経細胞からも特殊なホルモンが

ＮＨＫスペシャル「人体〜神秘の巨大ネットワーク」（全８回）が放映骨、脂肪、筋肉から臓器に直接「メッセージ物質」が放出されている

　2017年に、ＮＨＫスペシャル「人体〜神秘の巨大ネットワーク」（全８回）が放送され、医師も含めて多くの人に、たいへんな衝撃をもたらしました。

　さまざまな分野に精通するディレクター10名が、3年間にわたり論文を読み込み、国内外の研究者に取材をし、映像化には特撮、ＣＧの多くの専門家が参加したそうです。

　司会をされたのは、山中伸弥教授とタモリさんです。山中伸弥京都大学教授は、ｉＰＳ細胞研究所所長も兼ねておられ、2012年に「成熟細胞が初期化され多能性をもつことの発見」により、ノーベル生理学・医学賞を、ジョン・ガードン氏と共同受賞されました。

93

じつに異色の組み合わせですね。そのこともあって、この番組はたいへんな衝撃をもたらしたのですが、衝撃がもっとも大きかったのは、次の点だったのではないでしょうか。

①骨、脂肪、筋肉から、さまざまな臓器に直接「メッセージ物質」が出されている
②骨、脂肪、筋肉も、臓器といえるものである
③「臓器間ネットワーク」（私の造語）というべきものがある

「臓器間ネットワークというべきものがある」ことについては、私は分かっていましたが、ＮＨＫで全８回放映されたほど、詳細に分かっていたわけではありません。しかし、小腸から、各臓器をコントロールする「メッセージ物質」が放出されていることは、医師としては常識です（このことについては、ＮＨＫは放映しなかったようです）。

そこで、まずは小腸から放出されている「メッセージ物質」について、見ていきましょう。

第2部　最先端の予防医学健康寿命を延ばして平均寿命を超えよう

ガストリン

　胃酸の分泌を促進するガストリンを分泌しているのは、胃のG細胞です。

　ガストリンは、胃に食物（食塊）が入ったときに分泌が高まる、食物の消化を促進させるための健康ホルモンです。

小腸のS細胞から分泌されるセクレチンは、ペプチドホルモンです

　小腸のS細胞からは、セレクチンが分泌されます。セレクチンは、胃酸の分泌を抑制し、膵液（重炭酸イオン）の分泌を促進して、胃酸により酸性に傾いた食物を中和させています。

　胃で胃液・胃酸と混ざり、胃によって食物がお粥状になっていきます。その胃での消化が終わり、十二指腸へ移動したときに、セクレチンが分泌され、胃酸の分泌を抑制します。胃を過ぎると胃酸は必要なくなるからです。

　このとき、セクレチンの分泌と同時に、膵液の分泌が

95

促進され、胃酸により酸性に傾いた、お粥状になった食物を中和させます。膵液は、重炭酸イオンなので、アルカリ性だからです。

ここで大切なことがあります。それは、過食した人の膵液や胆汁による「逆流性膵炎」です。「逆流性膵炎」というのは、私の造語であり、次にご紹介する予防法は、仮説です。

「逆流性膵炎」を予防するには、食後1、2時間あたりに200mℓの水分を飲むことです。これが一番です。二番目は、一度に大食しないこと、過食しないことです。

セクレチンは、27個のアミノ酸からなるペプチドホルモンです。

ペプチドホルモンは、血液中に直接ホルモンを分泌できる内分泌機能を持っているホルモンです。この場合のホルモンとは、体の他の部分（標的部位）の働きに影響を与える化学物質を指します。

コレシストキニン

小腸のⅠ細胞かからは、コレシストキニンが分泌され、膵液（膵酵素）の分泌を促進し、胆嚢を収縮させます。

コレシストキニンが収縮させる胆嚢には胆汁が貯蔵されているので、胆嚢を収縮させることは、胆汁の分泌を促進することにつながります。

コレシストキニンを分泌することによって、膵液（膵酵素）と胆汁の分泌を促進しているわけです。

インクレチン（GLP-1、GIP）

小腸からは、よく知られているように、インスリンの分泌を促進するインクレチン（GLP-1、GIP）が分泌されます。

インクレチン自身ホルモンなのですが、インクレチンが分泌されると、同じくホルモンであるインスリンの分泌が促進されるわけです。

ホルモンがホルモンの分泌を促進しているわけですね。膵臓のβ細胞にミトコンドリアが多く存在していれば、この反応がうまくいきます。

ソマトスタチン

胃、小腸、膵臓とぎいう広域から、ソマトスタチンが分泌されます。

ソマトスタチンには、ガストリン・セクレチン・インスリン・グルカゴンの分泌を抑制する作用があります。

ソマトスタチン自身ホルモンなのですが、同じくホルモンであるガストリン・セクレチン・インスリン・グルカゴンの分泌を抑制する作用があるわけです。

グレリン

胃からは、食欲促進を促進させるグレリンも分泌されています。

食欲そのものは、いろいろな要素によって調整されているので、グレリンの分泌だけで食欲が促進されるということはありません。しかしながら、消化管ホルモンであるグレリンに食欲を促進する作用があることはたしかです。

このグレリンは脳にある食欲中枢に作用し、食欲を増加させることができます。そのため、通常はグレリンによって食欲は増加するわけです。

しかし、老化などにより食欲中枢の萎縮が起きると、グレリンの作用がおかしくなります。反応が減少したり、なくなってしまったりします。食欲もなくなります。

そのときには、「人参」を主薬とする人参養栄湯（ニ

ンジンヨウエイトウ）が、食欲を改善させるという研究
発表があり、興味を持ちました。人参養栄湯は、弱った
体力を回復させる漢方の補剤です。

5 生殖力はもちろん、
記憶力・免疫力までも骨が
コントロールしているかもしれない

骨粗しょう症は高齢者だけの病ではありません
「スクレロスチン」が出過ぎると骨粗鬆症が進行
します

　「骨粗鬆症は、お年寄りの病気」ということになって
います。実際、骨粗鬆症になってしまった患者さんの多
くは高齢者です。しかし、骨粗鬆症は加齢にともなって
おきる病気ではありません。
　骨を壊す「破骨細胞」と骨を作る「骨芽細胞」のバラ
ンスが崩れることによりおきるのが骨粗鬆症です。その
ため、20歳代の若い人でも、骨粗鬆症になることがあ
ります。

骨はつねに作り替えられています。大人だと３年から５年くらいで、全身の骨が入れ替わります。骨を壊す「破骨細胞」と骨を作る「骨芽細胞」が、３年から５年をかけて、全身の骨のすべてを作り替えているのです。

「破骨細胞」と「骨芽細胞」のバランスをとっているのは、「骨細胞」です。骨細胞は、破骨細胞に「骨を壊そう！」、骨芽細胞に「骨を作ろう！」というメッセージを伝えているということを、ＮＨＫは「人体〜神秘の巨大ネットワーク」で紹介しました。これは、そのとおりで、私が特に注目している骨ホルモンは、オステオカルシンとオステオポンチンです。

ここで忘れてはならないのは、破骨細胞にも骨芽細胞にもたくさんのミトコンドリアがあり、これを活性化することも、「骨ホルモン」分泌の鍵になっているということです。さらに、骨にはたくさんの毛細血管があり、骨は動脈硬化の影響も受けているということも忘れてはなりません。顔面を毎日叩くと骨が張ってきます。顔面の皮膚がハンガーのように持ち上げられ、シワが減ります。

さらに、骨細胞は「骨を作るのをやめよう！」というメッセージ物質も分泌しています。それは「スクレロスチン」です。

骨細胞には「骨にかかる衝撃を感知する」働きがあり、骨に「衝撃」がかからないと、骨細胞は「スクレロスチン」を出し過ぎてしまいます。

現代人の多くは、一日の大半は座っている状態なので、どうしても骨への「衝撃」が少なすぎることになり、「スクレロスチン」が出過ぎる傾向にあります。

そのため、破骨細胞への「骨を壊そう！」というメッセージとともに、骨細胞への「骨を作るのをやめよう！」という「スクレロスチン」のメッセージによっても、骨粗鬆症が進行する可能性があります。医師の私は特に気をつけなくてはなりません。

そこで、骨粗鬆症の治療薬として、スクレロスチンの分泌を阻害する「スクレロスチン阻害薬」が誕生したのです。スクレロスチンは、骨粗鬆症をもたらす悪玉とみなされています。

骨量が減少すると「若さを生み出すメッセージ物質」が枯渇する

骨粗鬆症になると、骨折しやすくなります。高齢者が大腿骨を骨折すると、歩くことができなくなります。田中旨夫先生のように、すぐにリハビリに励んで、歩くこ

とができるようになるといいのですが、大腿骨を骨折してから「もう歩くことができない」「寝たきりになってしまった」という高齢者も少なくありません。

NHKスペシャル「神秘の巨大ネットワーク」では、高齢者の場合、4〜5人に1人が、大腿骨の骨折をきっかけとして、1年以内に命を落としているという「衝撃のデータ」のあることを放映しました。これこそが、骨粗鬆症の真の恐さかもしれません。

さらに近年、もうひとつとても恐ろしいことが起きていることがわかってきました。骨量が減少することにより、「若さを生み出すメッセージ物質」が枯渇してしまうのです。

どういうことかというと、先ほど述べた骨芽細胞は「オステオカルシン」というメッセージ物質を出しています。この骨芽細胞から出されるメッセージ物質は、「インスリン分泌促進」をはじめとして、「記憶力」「筋力」「生殖力」を若々しくしてくれるメッセージ物質だったのです。

骨量が減少すると、「インスリン分泌」は減り、「記憶力」「筋力」「生殖力」を若々しく保つ驚異のパワーがある「オステオカルシン」も減少し、老化が加速化されるのです。

第2部　最先端の予防医学健康寿命を延ばして平均寿命を超えよう

　オステオカルシンについては、後にオステオポンチンとともに、「骨関連ホルモン」として詳細に見ていきましょう。

　これらには骨芽細胞のミトコンドリアの活発さが必要であるという私の持論を記憶してください。「骨コツコツ叩く理論」の根拠のひとつが、ここにあります。

女性も40代後半から男性ホルモンが減り始める

　性ホルモン（男性ホルモン、女性ホルモン）が減少すると、骨が弱くなることは、よく知られています。

　男性パワー補充療法が、男女ともに骨粗鬆症に抜群の効果を発揮するのは、もちろんこのことと密接です。

　女性にも、男性ホルモン、女性ホルモンが分泌されているのですが、一般的には「40歳代後半あたりから急激に女性ホルモンが減りはじめる」といわれています。

　これはそのとおりなのですが、このときには女性における男性ホルモンの分泌も減り始めるのです。

　女性の場合、男性ホルモンの分泌はわずかであり、女性ホルモンの分泌が圧倒的なので、わざわざ男性ホルモンの分泌も減り始めているとはいわないのでしょう。しかし、こと骨粗鬆症については、もともと少なかった男

103

性ホルモンの分泌が、さらに減ることは重要です。それが骨粗鬆症のおもな原因になるからです。

女性ホルモンのエストロゲンは、破骨細胞の働きを抑えるメッセージ物質のひとつでもあります。そのエストロゲンが、閉経などによって減少すると、破骨細胞のはたらきを抑えることができなくなり、破骨細胞が「暴走」してしまいます。

破骨細胞は、骨を破壊する細胞ですから、これが働きすぎることによっても、女性は骨粗鬆症になりやすくなります。

炎症性サイトカインが、破骨細胞の数を増やし働きを促している

破骨細胞を暴走させてしまうメッセージ物質は、女性ホルモンのエストロゲンの他にもあります。

それは「うつ」とも関係しています。

骨粗鬆症は、抗うつ薬の副作用や「運動不足」「タバコやアルコール摂取の増加」などの生活習慣が原因だと考えられてきました。それが、最近まったく違うメカニズムでも骨粗鬆症になるということがわかってきました。

うつ病患者さんの血液中には、IL（インターロイキン）-1、IL-6，TNF-αなど、「炎症性サイトカイン」と呼ばれるメッセージ物質の量が多いことがわかったのです。

炎症性サイトカインは、炎症反応を促して体内の病原菌やウイルスを退治するために免疫細胞が出すメッセージ物質です。しかし、その炎症性サイトカインに、破骨細胞の数を増やし、働きを促す作用のあることがわかってきました。

うつ病患者さんが、「炎症性サイトカイン」を多く分泌しているということは、破骨細胞の数を増やし、働きを促しているということでもあります。そのことにより骨量が減少し、それが進行することにより骨粗鬆症になってしまうわけです。

「炎症性サイトカイン」が多く分泌されると、運動したくなくなるということもあります。そのことによっても骨量減少が進みます。

25歳くらいまでに「骨貯金」をしないと骨粗鬆症のリスクが高まる

動物は骨に長寿の一番良いエッセンスを貯めているという説もありますが、骨の量は25歳くらいまで増え、

それ以降は減少していくので、25歳くらいまでに「骨貯金」をしなければならないといわれています。

　その時期に、うつ病になったり、無理なダイエットをしたりすると、生涯にわたって骨粗鬆症のリスクが高まることになります。

　若い人はとくに気をつける必要があります。

6　骨関連ホルモン1
　オステオカルシン

骨からのメッセージが記憶力を若々しく保っている

　「オステオカルシン」が「記憶力」を若々しく保ってくれるメカニズムもわかってきました。

　脳の奥深くに、記憶や空間学習能力に関わっている海馬という器官があります。海馬には、「オステオカルシン」をキャッチする特別な装置・受容体があります。

　骨でつくられた「オステオカルシン」は、血管内に放出され、血流に乗って脳の海馬に行き着き、オステオカルシン受容体と結合します。

そうして、「オステオカルシン」は神経細胞の中に
メッセージを送り込むのですが、そのメッセージの内容
が「記憶力をアップせよ！」なのです。

ですから、骨量の減少が記憶力の悪化につながるわけ
です。それは、骨が記憶力をコントロールしているとい
うことにもなります。

そのように聞くと、ヘンだと思いませんか。なぜ、骨
が記憶力をコントロールするのでしょうか。

それはどうやら、骨そのものが「生き残り」に大きく
関わっているからでしょう。骨がしっかりしていない
と、ヒトは歩いたり走ったりできません。海の中を泳い
でいる魚も事情は同じでしょう。骨がしっかりしている
から、海の中を自在に泳ぐことができるわけです。

そのことが、骨が生き残り、すなわちサバイバルに大
きく関わっている根本原因だと考えられます。

他方、記憶力の方も生き残り（サバイバル）に大きく
関わっています。

「あのあたりには天敵がよく出没し、危ない」

「あちらのほうは、比較的エサが豊富だ」

というようなことを、細かく記憶できていた方が、生
き残りには有利です。

骨と記憶力を結びつけているものは「生き残り」であ

り、骨からのメッセージが記憶力を若々しく保っているということでしょう。

骨と筋肉が若さを保つ大きな要素

　骨と筋肉が緊密に関係していることは当然です。骨と筋肉と関節は、同時に成長してきたものであり、成長が止まった段階でも、緊密に関係しあって動いているからです。

　それとともに、骨から分泌される「オステオカルシン」が、糖分や脂肪酸の分解・吸収を促します。だからこそ、オステオカルシンが増えるとインスリンが増加して糖尿病の改善・予防ができるわけです。

　筋肉のエネルギー源は、糖分（グルコース）と脂肪酸です。インスリンの作用により糖分と脂肪酸を吸収し、ミトコンドリアがエネルギーを産出することによって、筋肉は活発に活動することができます。

　そして、そのことによって筋力がアップし、筋肉量が増えるわけです。

　それはそのまま若さをキープすることにつながり、「生き残り」の重要な鍵になります。

「骨コツコツ叩く健康法」が週刊誌、
健康雑誌にずいぶん取り上げられた

　もうかれこれ15年以上も前のことですか、「骨コツコツ叩く健康法」を、私の著書で紹介したところ、週刊誌や健康雑誌に、ずいぶん取り上げられました。

　骨をコツコツ叩いて刺激すると、骨芽細胞内のミトコンドリアが増え、増えたミトコンドリアノはたらきにより、オステオカルシンとオステオポンチンが増えます。

　骨から分泌されるホルモンであるオステオカルシンは、血液を通して全身に運ばれ、多くの臓器を元気にしています。

　オステオカルシンは血糖値を下げる働きがあるため、糖尿病、メタボ、動脈硬化、認知症を防いでくれます。

　オステオカルシンには、コラーゲンの生成をサポートする働きがあります。そのためオステオカルシンが不足すると、しわやたるみが増えます。オステオカルシンが増えると、コラーゲンが豊かになるので、美肌に直結します。

　オステオカルシンには、筋肉を増やす働きもあります。そのため、オステオカルシンが不足すると、筋肉が

衰え、運動能力が低下します。肌も劣化してシワが増えます。「フレイル」になっていきます。「顔面骨の骨粗鬆症」が加われば、小顔になって可愛くなりそうなものですが、実際は顔面皮膚が垂れて老人の顔になります。したがって、「骨をコツコツ叩く健康法」は、強く叩きすぎてもよくないし、運動しすぎてもよくないと考えています。何ごとも適量ということが大切ですね。

オステオカルシンが増えると、筋肉量が増え、筋力が強くなり、運動能力が向上します。

新たな骨を生成する「骨芽細胞」と古い骨を壊す「破骨細胞」がバランスよく働くことで、丈夫な骨が形成されるそのことを、私は「婚活」「就活」にあやかって「骨活」と呼んでいます。

「骨を心配するのは60歳になってから」というのが一般的ですが、「骨活」はもう少し早くから始めたほうがいいでしょう。50歳代になるころには始めていただきたいのですが、早いぶんには40歳代でもいいのではないでしょうか。

オステオカルシンは、下肢の骨からたくさん分泌されるので、普段から大股で歩くなどして、骨に刺激を与え、カルシウム、ビタミンD、ビタミンKを豊富に含む食材を積極的に摂取しましょう。

第２部　最先端の予防医学健康寿命を延ばして平均寿命を超えよう

骨量が増えると「オステオカルシン」が増え、性ホルモン（男性ホルモン、女性ホルモン）が増え、精力が強くなる

性ホルモン（男性ホルモン、女性ホルモン）が減少すると、骨が弱くなる。

この原因と結果をひっくり返すと、「骨を強くすれば、精力も強くなる」ということになりますが、これは正しいでしょうか。

正解ですね。

骨から分泌される「オステオカルシン」には、精力を強くさせる作用があります。骨量が増え、骨が強くなると、分泌される「オステオカルシン」が増えるので、性ホルモン（男性ホルモン、女性ホルモン）の分泌も増え、精力が強くなります。

111

7 骨関連 ホルモン2
オステオポンチン

「オステオポンチン」は免疫細胞の量を
コントロールする

　骨芽細胞が出すメッセージ物質「オステオポンチン」が減少すると、骨髄内で生まれる免疫細胞の量が低下します。免疫細胞の量が減ると、免疫力は低下し、肺炎やがんなどの病気を引き起こすリスクが高まります。

　ドイツ・ウルム大学のハームット・ガイガー博士は、骨芽細胞の出す「オステオポンチン」というホルモンに、「造血幹細胞の機能を若く正常に保つ働き」があることを論文で発表しました。

　造血幹細胞とは、T細胞やB細胞といった体を守る免疫細胞のほか、赤血球や白血球などのもとにもなる細胞です。

　高齢者の死亡原因の多くは、感染症や肺炎などですが、これは免疫力の低下によるものであるといえます。その高齢化にともなう免疫力の低下に、オステオポンチ

ンが大きく関わっているようです。

増えればいいというものではない
「オステオポンチン」

　免疫細胞のひとつであるＴ細胞が必要以上にオステオポンチンを放出すると、慢性炎症を引き起こし、逆に老化が進んでしまうという研究も発表されています。

　このことは、ＮＨＫスペシャル「神秘の巨大ネットワーク」では放映されませんでしたが、とても重要な点です。

　オステオポンチンは、体の免疫力を根本からアップさせ、若さを生み出すとともに、状況によっては、老化の原因物質にもなる可能性もあるのです。

　骨は、体を支えるカルシウムの固まりだと、長らく考えられてきましたが、そうではないことがわかってきました。それと同時に、骨から「オステオポンチン」が分泌されていて、そのことにより若さを保つことができているということがわかってきました。いずれも、1980年代のことです。

　「オステオポンチン」の「オス」は「骨」、「ポンス」は「橋」です。「オステオポンチン」は、カルシウムとコ

ラーゲンを結合し、骨を形成する役割を果たしています。

その「オステオポンチン」が腎臓のまわりで増えすぎると、尿路結石になりやすくなります。

「オステオポンチン」は、免疫を活性化してくれるので、ケガをして傷ができると、その傷口を治癒してくれます。しかし、人間の体内にあるTリンパ球の一部が、加齢により異常化したときに、大量のオステオポンチンを血中に放出することがわかってきました。

免疫を活性化する必要がないのに免疫が活性化し続けることにより、体のなかの各所で小さな炎症が長期間にわたって続きます（慢性炎症）。そのことが老化を進めることになるのです。

したがって、「骨をコツコツ叩く健康法」は、強く叩きすぎてもよくないし、運動しすぎてもよくないと考えています。何ごとも適量ということが大切ですね。

内臓脂肪が多くなると、オステオポンチンの分泌量が増える

オステオポンチンが、老化をもたらすメカニズムは、次のように説明することができます。

ヒトの体内にあるTリンパ球が加齢に伴って異常化

し、大量のオステオポンチンをつくって血中に流します。そのことにより、体のさまざまなところで炎症が起きます。その炎症が慢性化すると、老化を進めることになり、さまざまな疾患の原因にもなります。

オステオポンチンは、加齢によって一律に増えるものではなく、内臓脂肪型の肥満によって増加するということもわかっています。

一般的に「内臓脂肪は加齢によって増える」ので、「加齢によってオステオポンチンが増える」としても、間違いではありません。実際に、ほぼそのとおりになっています。

しかし、「加齢」は「オステオポンチンが増える」原因ではありません。「内臓脂肪が多くなる」ことが、「オステオポンチンの分泌量が増える」原因です。ですから、若い人でも内臓脂肪がどんどん増えると、オステオポンチンの分泌量も増えます。

血液中のリン濃度を調節しているのは腎臓

ここからは、直接オステオポンチンの作用ではなく、骨全般の作用について述べます。

ヒトの骨はリン酸カルシウムでできています。リン酸

カルシウムでできた硬い骨をもったことで、陸にあがることができ、走ったり、狩りをしたりできるようになったのですが、困ったことも起きました。

リンが過剰になったとき、血管の内壁に沈着するようになったのです。リンが血管の内壁に沈着すると血管の内腔が狭くなり、血栓ができやすくなります。そのことにより、狭心症、心筋梗塞、閉塞性動脈硬化症なども起きやすくなります。

そのため、リンが過剰にならないように血液中のリン濃度を調節する必要があります。それをやっているのが腎臓です。

腎透析患者さんのＣＴスキャン画像で、腎石灰化が多かったのもこれが原因です。

腎臓はどのようにして、血液のリン濃度を調節しているかというと、骨から直接メッセージをもらっているようです。骨は血液中のリン濃度が高くなると、「リンは足りています」ということを意味するメッセージ物質を、全身に盛んに放出します。

その骨からの「リンは足りています」というメッセージを受け取った腎臓は、尿細管で必要と思われるものを尿の中から再吸収するときに、リンについては少し抑えます。

116

そのようにして、血液中のリンの濃度を下げ、血管の内壁にリン沈着することを防いでいるわけです。

高地トレーニングでおもに鍛えられるのは腎臓

スポーツ選手が高地トレーニングをしているということを、よく聞くようになりました。なんのために標高の高いところでトレーニングをするのでしょうか。

標高が高いと酸素が薄いので、酸素を取り込む肺を鍛えるためでしょうか。全身に酸素を送り届ける心臓を鍛えるためでしょうか。

それもあるかもしれませんが、高地トレーニングのねらいは「腎臓」だそうです。

体内に酸素が足りなくなると、それを察知するのは腎臓です。酸素が足りないことを察知した腎臓は、エリスロポエチンという物質を放出して、全身に「酸素がほしい！」と伝えます。

そのエリスロポエチンのメッセージを受け取った骨は、骨髄で赤血球を増産します。

その増産された赤血球に乗って、酸素が体中に運ばれるわけです。

アスリートが極端なトレーニングをし、平地の生活に

戻ったあとに体調を崩すということがあるようですが、それは腎機能の悪化が影響しているのではないでしょうか。

　私が推奨している糖尿病の医薬SGLT2阻害薬は、血液中の過剰な糖を尿中に積極的に排出させて血糖値を下げる作用があるため、近位尿細管細胞が楽になり、結果として腎糸球体の酸素量が増え、内圧が減り、尿中アルブミンが減少します。そのことによって、腎臓がよくなるのでしょう。

レトルト食品のなかにはリン酸塩が大量に含まれているものがある

　子供たちはとくにリン酸塩の過剰摂取を止めさせる必要があります。

　リン酸については、どうしても指摘しておかなければいけないことがあります。これは、現代に生きる子供にとって、とても重要なことです。

　現代の子供たちの多くは、レトルト食品とともにリン酸塩を大量に摂取しています。スーパーで売っているレトルト食品の原材料表示に、しばしばリン酸塩という言葉を見ます。

　リン酸塩を使うと食感がよくなります。これはリン酸

塩がたんぱく質や高分子物質に作用して、保水性を高め、食品を柔軟にするためです。

しかし、そのことはカルシウムの吸収を抑制することにつながります。カルシウム吸収が抑制されると、骨粗鬆症になり、血中にカルシウムが多くなり、動脈硬化、高血圧の原因になり、それが進むと心筋梗塞、脳梗塞の原因にもなります。

腎機能が低下し、副甲状腺機能亢進症になります。鉄の吸収も抑制されるので、貧血にもなりやすくなります。

そのようになってしまうとても危険なリン酸塩を、現代人は知らず知らずのうちに大量に摂取しています。

8 脂肪も大切な臓器だった

じつは脂肪細胞が食欲をコントロールしている

ヒトの脂肪は、食事からとった糖やアブラを中性脂肪として蓄える「油滴」と呼ばれる貯蔵袋を内部に持った脂肪細胞が集まってできています。油滴に脂肪細胞の蓄

えが増えるにつれて、脂肪細胞はどんどん膨らんでいきます。

　その脂肪細胞から、脳の働きにまで影響を与える「メッセージ物質」が、全身に向けて放出されていることが分かってきました。

　ヒトの体内の脂肪細胞に中性脂肪が蓄えられるにつれて、レプチンと呼ばれるメッセージ物質が放出されます。レプチンは、血液の流れに乗って脳の中心部にある視床下部に到達し、レプチン受容体と結合し、「エネルギーは十分たまっているよ」と伝えます。すると脳は「もう食べなくていい」と判断し、食欲を抑える指令を流します。

　私たちの食欲は、中性脂肪が分泌するレプチンによって適切にコントロールされているのです。

　それにもかかわらず、メタボが大きな話題になり続けています。少し前までは、世界では「飢餓」が問題になっていましたが、今ではとくに先進国では、「肥満」が深刻で大きな問題になっています。

　健康な人だと、脂肪細胞の油滴に中性脂肪が溜まってくると、血中にレプチンが大量に放出されて、食欲を抑えてくれるはずなのに、なぜ肥満が大きな問題になるのでしょうか。

第2部　最先端の予防医学健康寿命を延ばして平均寿命を超えよう

　答のひとつは「レプチン抵抗性」のためです。

　レプチンが脳に「エネルギーは十分たまっているよ」と、伝えているはずなのに、脳は「もう食べなくていい」という指令を発しないのです。そのような状態になってしまうことが、レプチン抵抗性です。

　なぜ、そのようなことになってしまうのかは、よく分かってはいません。どこかになんらかの障害があって、レプチン抵抗性がおこると、肥満状態が進んでいくことは分かっています。

「暴走」状態になった免疫細胞が、動脈硬化、心筋梗塞、脳梗塞、糖尿病を引き起こしている

　レプチン抵抗性がおこり、肥満状態が進んでいくと、メタボリックシンドロームになります。そのメタボのヒトの体内では、大変なことが起きています。

　免疫細胞が「暴走」しているのです。

　メタボのヒトの脂肪細胞のメッセージ物質は、誤ったメッセージを放出していることが分かってきました。

　その誤ったメッセージは、「敵、発見」です。

　「敵、発見」という誤ったメッセージを受け取った免

121

疫細胞は、活性化し、「戦闘モード」に変化します。

そして、その免疫細胞も「敵がいるぞ」という誤ったメッセージを出して、「敵がいるのでやっつけなければならない」という状況をつくってしまいます。

その状態が、免疫細胞の「暴走」状態です。

その「暴走」状態となった免疫細胞が引き起こすのが、動脈硬化、心筋梗塞、脳梗塞、糖尿病の「死の四重奏」です。

9 健康長寿ホルモン「アディポネクチン」

アディポネクチンは脂肪細胞から分泌されるが、脂肪が多いとアディポネクチンの分泌は減る

アディポネクチンは、オステオカルシンとともに体の完全な健康長寿ホルモンです。

体を動かすなどのことでエネルギーが必要になると、脂肪分解酵素のリパーゼが活性化されて体内の脂肪をエネルギーに変えて消費します。

筋肉の細胞内にもたくさんのミトコンドリアがあり、

第２部　最先端の予防医学健康寿命を延ばして平均寿命を超えよう

ＡＭＰキナーゼという酵素もあり、エネルギーが必要になると活性化されて、糖や脂肪をエネルギーにします。

　アディポネクチンには、酵素ＡＭＰキナーゼを活性化させるはたらきがあり、糖や脂肪をエネルギーに変えます

　そのため、適度にアディポネクチンがあると、肥りにくくなります

　アディポネクチンは、やせた褐色脂肪細胞から分泌されるのですが、肥った状態すなわち脂肪が多いと分泌は減ります。

　京都大学のあるグループチームの研究によりますと、アディポネクチンを産出する細胞は、全身の褐色脂肪細胞からも産出されますが、背筋（せすじ）の両脇や両肩甲骨の周囲に集まっています。そのため、背筋の両脇を動かしたり、運動させたり、電気刺激を与えたり、温熱刺激を与えたりすると、アディポネクチンは増えます。

　私の研究から、アディポネクチンはミトコンドリアが多いほど出やすいことがわかっています。ミトコンドリアの量が増えると細胞の活動の始動が活発になります。しかし、各臓器にミトコンドリアの量が多くても、同時に脂肪量も多いとアディポネクチンは少なくなります。そのため、アディポネクチンの量は、内臓の活動力が強

123

いか弱いかを表す、ひとつの指標になると考えています。

タコ、イカ、スルメに多いタウリンやアリチアミン、イソアリインなどの硫化アリルが、ミトコンドリアの食べ物となり、ミトコンドリアを増やします。

L‒カルニチンが脂肪もエネルギー源に

脂肪は、筋肉や心臓、肝臓、膵臓などの細胞の中にあるミトコンドリア内で燃えることにより、エネルギーに変わります。

脂肪が単独でミトコンドリア内に入ることはできません。脂肪（脂肪酸）は、L‒カルニチンと結合することによって、はじめてミトコンドリア内に入ることができます。

体内でエネルギー源として最初に使われるのは主として糖質ですが、L‒カルニチンを摂取すると、脂肪も使うことになります。

そのため、体内に糖質が多く残ることになり、疲れにくくなり、持久力が増すことになります。

第2部　最先端の予防医学健康寿命を延ばして平均寿命を超えよう

脂肪とL-カルニチンの結合体が
ミトコンドリア内に入って燃焼する

　脂肪細胞からはホルモンも含む多くの生理活性物質が分泌されていますが、そのなかでアディポネクチンは、とくに善玉物質として注目されています。そのいちばんの理由は、アディポネクチンには脂肪を燃焼させる働きがあるからです。

　体を動かすことにより、さらにエネルギーが必要になると、脂肪を分解する酵素「リパーゼ」が活性化され、体内の脂肪をエネルギーとして消費します。

　このとき筋肉にある酵素「AMPキナーゼ」も活性化されて、サイクリック　AMPになり、糖や脂肪をエネルギーとして活用しようとします。

　ところが、アディポネクチンには、運動をしなくてもAMPキナーゼを活性化する働きがあります。

　ということは、アディポネクチンが十分だと、運動をしなくても糖や脂肪の消費をサポートしてくれるということです。「肥りにくい体」の特徴のひとつは、アディポネクチンが十分に分泌されている体であることです。

　そのためには、肥りすぎないことです。すでに見たよ

125

うに、アディポネクチンは褐色脂肪細胞から分泌されますが、内臓脂肪が多くなればなるほど、褐色脂肪細胞が少なくなり、アディポネクチンの分泌量が減ってしまうからです。

なぜそのようになるのか、まだよくわかっていません。私は次のように考えています。

肥って脂肪が多くなると、脂肪細胞がギュウギュウ詰め状態になります。かなりギュウギュウ詰めになると、白色脂肪細胞になり、炎症を起こしてしまいます。その炎症が慢性化することにより、アディポネクチンの分泌が減ってしまうのではないでしょうか。

動脈硬化、高血圧、心筋梗塞、脳卒中の予防になる

アディポネクチンには、動脈硬化を予防し、改善する働きもあります。

血管は加齢によって弾力性が失われ、損傷が増えます。糖や脂質などを摂取することにより、損傷していくのです。

血管が損傷すると、血管壁にコレステロールがプラークとして付着しやすくなります。そのことにより、血管は詰まりやすくなります。血管が詰まると、高血圧、心

筋梗塞、脳卒中を引き起こす原因になります。

　そこに登場するヒーローが、アディポネクチンです。アディポネクチンは血管内の傷を修復し、血管を拡張させてくれます。アディポネクチンがちゃんと分泌されていれば、動脈硬化にはならず、高血圧、心筋梗塞、脳卒中のリスクはなくなるということです。

アディポネクチンが、高血圧、糖尿病、脂質異常症を防いでくれる

　アディポネクチンには、インスリンの効果を高める作用もあります。私たちの体の中で唯一、血糖値を下げてくれる働きがあるのは、膵臓から分泌されるインスリンです。

　アディポネクチンの分泌が悪いと、インスリンが十分に分泌されていても、その働きが悪くなるため、血糖値が上昇してしまい、糖尿病になるリスクが高まります。

　ですから、アディポネクチンに、2型糖尿病予防の大きな期待がかけられています。2型糖尿病は、糖尿病の90％以上を占めています（残りの10％弱が、1型糖尿病と妊婦糖尿病です）。

　2型糖尿病は、食生活や運動不足、それらに基づく肥

満などにより起こります。インスリンの観点からは、インスリンが出にくくなったり、インスリンが効きにくくなったり（インスリン抵抗性）することによって起こるといえます。

　以上のことは、膵臓のβ細胞内のミトコンドリア数の質に関与していることを、私は考え臨床を行いつつ検査をしてきました。

　アディポネクチンには、脂肪を燃焼する働きがあるのですが、分泌が十分でなければ、脂質の代謝が悪くなり、肥りやすくなります。さらに、中性脂肪の数値が悪くなったり、ＨＤＬコレステロール（善玉コレステロール）の数値が低くなったりします。

　その状態がさらに悪化すると、脂質異常症になってしまいます。

　アディポネクチンは、血液検査で測定でき、肝臓や膵臓のミトコンドリアの指標となります。高血圧、糖尿病、脂質異常症などの生活習慣病を防いでくれます。

　そのためアディポネクチンは、「長寿ホルモン」とも呼ばれています。私は、それに健康をプラスして、オステオカルシンとともに「健康長寿ホルモン」と呼んでいます。

　近年、アディポネクチンには、がん細胞増殖抑制効果

があるといわれるようになりました。胃がん、大腸がん、乳がん、子宮体がん、前立腺がんなどに対して、アディポネクチンの予防効果が期待されています。

さらに、アディポネクチンが心臓などの臓器にも作用しているのではないかという研究報告もあります。まだマウスの段階ですが、血液中を巡回していたアディポネクチンが、障害された臓器に集まり、その臓器を保護する働きをしているようなのです。

アディポネクチンを増やす食べ物

大豆たんぱくに含まれる「βコングリシニン」は、アディポネクチンを増やすといわれています。

木綿豆腐、絹ごし豆腐、高野豆腐、納豆、豆味噌、湯葉など、大豆製品がおすすめです。

青背魚に含まれるＥＰＡも、アディポネクチンを増やすといわれています。アジ、イワシ、サバ、サンマなど、私たちにとって身近な青背魚もおすすめです。

ただし、ＥＰＡは脂肪ですので、熱を加えると溶け出てしまいます。刺し身やカルパッチョ（魚介や牛肉を薄切りにしたものにオリーブオイルやソースをかける）にして、生で食べるといいでしょう。煮魚にしたときには

煮汁もいっしょに摂るとよいでしょう。

　タウリン、アスタキサンチンも、アディポネクチンの働きを助けるといわれています。魚介類のサケ、エビ、カニ、さらに、イカ、タコなどもおすすめです。ミトコンドリアを増やす食品と同じですね。

アディポネクチンは運動でも増える

　運動も重要です。内臓脂肪が増えるとアディポネクチンの分泌が減ってしまうので、有酸素運動はとくに重要です。

　ウォーキング、サイクリングなどの軽い運動、私が開発したゴキブリ体操（ゴキブリがひっくり返って、慌てて手足をもぞもぞ動かしているような体操）、グランドスイミング（ベッドや布団などの上に仰向けに寝っころ返り、平泳ぎをするような運動）、それにラジオ体操なども、適度な運動に向いています。

　頭、肩、腕、胸、腰、脚の骨の部分を、拳でリズミカルにコツコツ叩く、私が考案した「コツコツ骨叩き」は、軽い運動になるとともに、骨の強度を高めてくれます。わずかな時間で手軽にできますので、これも毎日の習慣にして、継続して行っていくことがポイントです。

第2部　最先端の予防医学健康寿命を延ばして平均寿命を超えよう

　皮下脂肪に比べて、内臓脂肪のほうが落としやすいといわれています。それは、ダイエットを行ったとき、まずは余分な内臓脂肪から減っていくからです。

　バランスのとれた食事と適度な有酸素運動を組み合わせれば、無理なダイエットをしなくても、内臓脂肪を落とすことができます。食事と有酸素運動を組み合わせて、内臓脂肪を落とし、アディポネクチンを増やしてください。

10　筋肉からも「メッセージ物質」が

　毎日運動をして筋肉を刺激する必要があります。筋肉が刺激されることによる筋肉からの「メッセージ物質」が、現在300種類ほど発見されています

筋肉は大きく次の3つに分けられます

骨格筋……体を支え、動かす役割を担っている筋肉。自分の意志で動かすことができます。腕や脚の筋肉、腹筋、背筋など。
平滑筋……筋節（サルコメア）のない筋肉。血管、膀

131

胱、子宮などの器官の「壁」にみられます。胃、小腸、大腸など消化管では、平滑筋を収縮させて、消化物を運びます。血管の内壁の平滑筋は、収縮させることにより血液を運びます。

心筋……骨格筋と同じ横紋筋ですが、骨格筋は随意筋で多核の細胞でできていますが、心筋は不随意筋で単核（まれに2核）の細胞でできています。ミトコンドリアが多く存在していて、一つの細胞に6000個ほどのミトコンドリアがあり、エネルギー産生することで、心筋が必要なエネルギーの大部分をまかなっています。心筋は、心臓だけにある筋肉です。

筋肉も出している「メッセージ物質」

筋肉の細胞も、さまざまな「メッセージ物質」を放出していることが分かってきました。すでに300種類もの「メッセージ物質」が検出されています。

最初に発見された筋肉が発する「メッセージ物質」は、「ミオスタチン」です。どんなメッセージを発しているかというと、「成長するな！」です。

筋肉量が増え、筋力が向上することは、もちろんいいことなのですが、筋肉はたくさんのエネルギーを消費し

ます。現在、多くの人はエネルギーを蓄えすぎているの
で、筋肉量が増えることによってエネルギー不足になる
ということは、ほとんどないのですが、私たちの体は
「エネルギー不足」にならないように、筋肉から「ミオ
スタチン」を放出して、筋肉が増えすぎないようにケア
しているわけです。

　ＮＨＫは、ものすごい筋肉をもつ牛を紹介していまし
た。その筋肉のかたまりのような牛は、トレーニングを
することによってそうなったのではなく、「ミオスタチ
ン」が出ない特別な牛であるそうです。

インターロイキンには、
免疫「暴走」と「抑制」両方の作用がある①

　インターロキシン IL-6 を発見したのは日本人です。
当初、IL-6 は「免疫を活性化する物質」として知られ
ていました。

　その後に、インターロキシン IL-6 は、免疫細胞の暴
走の促進と抑制の両方の作用を持つことが分かってきま
した。ヒトの体内の状況によって、IL-6 は、免疫細胞
の暴走を促進することもあれば抑制することもあるとい
うことです。

運動で筋肉を動かすと、エネルギーを消費して過剰な脂肪を燃焼させる効果や、血流が良くなる効果があることは、よく知られています。その他に、メッセージ物質を出すことによって「体の状態を正常に保つ」パワーがあるかもしれないと、適度な運動が、新たに注目されています。

インターロイキンには、
免疫「暴走」と「抑制」両方の作用がある②

　メタボリックシンドロームとは、一般的に内臓型肥満に、次の3つのうちの2つ以上が組み合わさった症状のことを言います。

　高血圧
　高血糖
　脂質代謝異常

　その「メタボ」の人の体内では、免疫細胞の暴走が起こっていて、それが全身の血管を傷つけ、突然死にもつながる心筋梗塞、脳梗塞、糖尿病などを招くことになるわけですが、IL-6には免疫細胞の暴走を抑える働きが

ありそうなのです。このことに関しては、今後の科学的検証を待たなくてはなりません。

適度な運動の観点からは、運動をすることには「エネルギーを消費する」以外に、「体内の免疫の異常を鎮める物質を放出させる」という働きもあるようです。

IL-6 は、免疫細胞が出す物質として発見され、ほかの免疫細胞を活性化する働きがあることはわかっています。

リウマチなど、免疫の過剰な活性化によって引き起こされる病気の原因物質の一つであることもわかっています。

さらに、IL-6 は、細菌などの外敵を撃退する役割を担う免疫細胞を、異常に活性化させ、病気を生じさせることがあることもわかっています。

1990 年代以降、IL-6 に「免疫の働きを抑える作用」のあることが、相次いで報告されました。

それは、IL-6 には、「免疫の暴走」と「免疫の促進」、両方の作用があるということです。

筋肉量と寿命の関係

筋肉量は、筋肉を構成するたんぱく質の代謝（合成と

分解）によって決まります。合成が多ければ増え、分解が多ければ減りますが、この代謝には加齢と生活習慣が深く関わっています。

筋肉の量が減ると、転倒したり、病気にかかったりするリスクが増えます。また、筋肉量が多いほど長生きできることもわかってきました。

生まれたばかりの赤ちゃんは、立つことも歩くこともできません。成長していくにつれて筋肉の量が増え、20歳ごろまでは、筋肉の組織は太く長くなっていきます。

そして、20歳ごろを過ぎると少しずつ筋肉量が減っていき、70歳代では20歳代の4割程度に減少します。特に、30～50歳代の中年期にあまり運動をしないで過ごすと、筋肉が急激に減少する可能性があります。

最近、75～84歳の高齢者の歩く速さと、10年後の生存率を調べた研究で、筋肉の量が多いほど長生きできることがわかってきました。普通以上の速さ（毎秒1.4m以上）で歩けるグループと、歩行速度が遅い（秒速0.4m未満）グループとを比べると、10年生存率に3倍程度の開きがあることがわかったのです。

この結果は、歩くのが速い人、すなわち筋肉量が多い人ほど長生きできることを表しています。今、歩くのが遅い人も、運動や適切な食事などによって速く歩くこと

ができるようになれば、生存率を伸ばすことが可能です。

筋肉量の減少で高まるさまざまなリスク

　加齢に伴い、筋肉量は減っていきますが、筋肉が減ると、肺炎や感染症、糖尿病などさまざまな病気のリスクも高まります。

　筋肉はエネルギーの貯蔵庫で、血糖値の調整を行う働きがあります。食事をとると、血液中の糖が多くなります。糖の一部は脂肪にも蓄えられますが、多くは筋肉にため込まれます。

　筋肉内に脂肪が多くたまった状態を、私は「脂肪筋」と呼び、なんとしてでも脂肪を減らすように、警鐘してきました。それが高じて、当医院内の「健康ひろば」で体組織をはかり、診断と指導を初めてもう16年になります。

　筋肉の量が減ると、糖をためておく場所が少なくなるため、糖を調節する力が低下して血糖値が変動しやすくなり、糖尿病になる可能性が高まります。

　また、筋肉が減ると免疫機能が低下し、肺炎などにかかる人が多いことも報告されています。厚生労働省研究

班の報告（2015 年 2 月）では、筋肉量の少ない高齢の男性は、多い男性に比べて死亡率が約 2 倍になるとの調査結果がまとめられています。

「充分な睡眠」をとって健康寿命を延ばそう！

　「充分な睡眠」をとるための 17 の方法です。
　全部やる必要はありませんが、やりやすそうなのが見つかれば、ぜひ取り入れて習慣にしてください。

1．寝る 1 時間半前までに、38℃から 40℃のぬるま湯にゆっくりつかりましょう。
　　シャワーですませるのではなく、お湯にゆっくりつかりましょう。
　　最近は水素風呂が推奨されています。

2．夕食は就寝の 2 時間前までに終えましょう。
　　就寝の前の食事は、睡眠中も胃腸がはたらき続け、交感神経が優位になります。

3．水分は就寝の 1 時間前に飲みましょう。
　　おすすめは、白湯 100cc です。

第2部　最先端の予防医学健康寿命を延ばして平均寿命を超えよう

4．低脂肪牛乳もおすすめです。
　　食道や胃の粘膜を保護してくれます。

5．寝る前には歯磨きをし、うがいをしましょう。

6．おトイレをすませましょう。
　　夜間頻尿は良好な睡眠を妨げます。

7．朝起きたとき、つばを飲みこまないようにしましょう。
　　お酒を飲んだ朝にはアセトアルデヒドが発生している危険性があります（ガン予防）。細菌が多く発生している可能性もあるので、必ず吐き出しましょう。
　　そのあとで飲食をする習慣を身につけることにより、食道、胃、膵臓、胆嚢、小腸、大腸の発ガン予防になります。

8．就寝直前にスマホをいじるのをやめましょう。
　　睡眠ホルモンの「メラトニン」は、テレビの液晶画面、スマホの画面から発せられるブルーライトに

139

よって生成が抑制されてしまいます。

9. 適度な運動をしましょう。

スクワットやダンベルをつかった筋トレをしましょう。

ウォーキング、ジョギングなどの有酸素運動をしましょう。

なるべくエレベーターやエスカレーターをつかわずに、階段を使いましょう。

いきなり10階まで行かなくても、2、3階手前で降りて、階段を使いましょう。

ひとつ手前の駅で降りて、1駅あるくのもおすすめです。

10. ストレッチをしましょう。

ストレッチをすることで筋肉内の血流・リンパ流がよくなり、血液の循環促進効果が高まり、筋肉を発達させることにもなります。

人は10分間以上じっと同じ姿勢をとり続けていると、関節や筋が硬くなって動きが鈍くなります。その状態で動き始めると痛みを感じることもあります。加齢によりその傾向は強まります。

第2部　最先端の予防医学健康寿命を延ばして平均寿命を超えよう

　長時間のデスクワークや勉強などをされるときには、時折ストレッチされることをおすすめします。仰臥の姿勢で四肢を空に向けてブルブルさせる「ゴキブリ体操」が、とくにおすすめです。

11. 目を疲れさせない。
　目のまわりの筋肉が固まると頭皮も固くなります。長時間デスクワークを行ったり、スマホを頻繁に行ったりするときには、時折遠くを見つめたり、眉毛を上下に動かしたり、眼球を上下左右に動かしたりして、目のまわりの筋肉が固まらないようにし、目を疲れさせないようにしましょう。

12. ストレスをためない。
　ストレスがたまると、自律神経が乱れ、血管を収縮させるホルモンが大量に分泌され、血管が収縮しやすくなります。血管が収縮すると、血行不良によりたらだが冷え、免疫力が低下します。

13. 充分な睡眠をとる。
　睡眠も血液循環に深く関わっています。寝ている間は副交感神経のはたらきが活発になり、筋肉はリ

ラックスし、血管は拡張し、血流はよくなります。
夜の睡眠中は、副腎ホルモン、インスリン、成長ホルモンなどの内臓ホルモン分泌が高まり、死亡を燃焼させ、血液中の脂肪分を代謝させます。

14. 食生活を整える。
血行をよくする食べ物を意識して摂るようにしましょう。
暴飲暴食はやめましょう。甘いもの、脂っぽいもの、塩っぱいもの、アルコールを摂りすぎないようにしましょう。塩っぱいものについては、汗をたくさんかくときには、通常よりも少し多くてもかまいません。

15. 水分をしっかり摂る。
体内の水分量が減ると、血管が詰まりやすくなり、血流が悪くなります。
朝起きたときは、特に水分が必要なので、コップいっぱいの白湯を飲みましょう。水でもいいのですが、白湯をおすすめします。

16. タバコを止めましょう。

第2部　最先端の予防医学健康寿命を延ばして平均寿命を超えよう

　ニコチンは、血管を収縮させ、血液の粘度を高め、血流を低下させ、血栓をつくりやすくし、体温を下げます。タバコは止めましょう。

17. 充分な睡眠をとり、健康寿命を延ばすうえで、最も効果のあることは、これまで誰も言わなかったことですが、ミトコンドリアを健康にし、ミトコンドリアを増やすことです。

　ミトコンドリアを健康に増やす方法としては、温熱、寒冷、飢餓、運動、電気刺激、マッサージなどがあります。

　頭皮マッサージ、頸部筋群マッサージ、両肩筋群マッサージ、肩甲骨周囲マッサージなどを行うと、ミトコンドリアが改善され数も増え、アディポネクチンも増えてきます。

　さまざまなマッサージがありますが、天空睡眠（指導代表者：渡邊明美）というドライヘッドマッサージが、とくにいいようです。

143

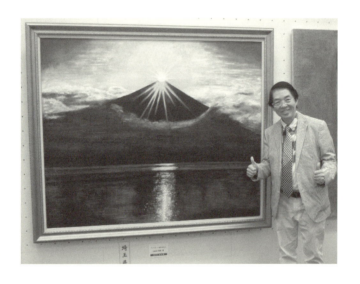

埼玉県知事賞 受賞

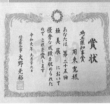

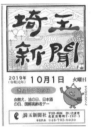

極美展埼玉県知事賞 クリニック院長が受賞
南越谷健身会の周東さん
5日まで 都内で作品展示

埼玉県知事賞を受賞した南越谷健身会クリニック院長の周東寛氏＝東京都台東区の東京都立美術館

洋画、日本画、水彩画など多数のジャンルの公募作品を展示する「極美展」が、東京都台東区の東京都美術館で5日まで行われており、埼玉県知事賞を受賞した周東寛氏の作品も展示されている。

今年で25回目を迎えた同展の主催は、新極美術協会。洋画、日本画、水彩画、水墨画、版画、パステル画、遊印、イラストをジャンルに応募をかして富士山や桜をメインとし

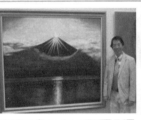

た絵の創作活動を行う周東氏。今回は、富士山頂に太陽が重なり合った瞬間の人々の喜びを作品に残そうと描いた「ダイヤモンド（鑽石）富士山」を出品。埼玉県知事賞を受賞した。

越谷市の南越谷健身会クリニックの院長でもある周東氏。「医術は芸術なり」と論じ、「医師の仕事はまず、患者さんの悪いところを見つけ出すこと。これは芸術と通ずるところがあると思っているし、その後の患者さんの健康長寿のサポートも芸術だと思っている」と話していた。

け、出品作品は9月13日に審査が行われた。

日頃から「夢と希望を与える象徴で、日本人の象徴」

（勇有花子）

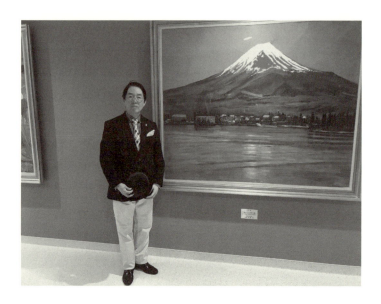

医学博士周東寛当協会名誉理事
独協医科大学に文部科学大臣賞作品
「富士山と河口湖」を寄贈

名誉理事 周東 寛

周東寛先生は極美展の入選は私と同じ「第4回極美展」でした。「第4回極美展」は、全国公募展として茨城県立つくば美術館で産声をあげて2年目でした。

周東先生は南越谷で地域医療の為、医学博士として病院を経営しています。先生は予防医学に力を入れ多くの人々に病気にならない体作りの心得を伝え、先生はまた予防医学を取り入れた病院を経営している医学博士が南越谷で地域医療の為、医学博士として病院を経営しています。先生は予防医学に力を入れ多くの人々に病気にならない体作りの心得を伝え、ヨガやカラオケを使っての健康法や自らがテレビ番組に出演して国民に伝えている事を先生はテレビの健康番組に出演してオケを使っての健康法を広げている事を思い出します。医学番組の草分けでした。人気がありました。

この度全国公募「第24回極美展」で見事文部科学大臣賞を受賞、独協医科大学埼玉医療センターに寄贈。本館のロビーに掲額、雄大な富士山の絵は訪れた病人の心を癒しているものと思われます。周東先生の立派な社会貢献をしましたね。

（取材・文責　掛川）

独協医科大学埼玉医療センターロビーに飾られた周東寛先生の作品「富士山と河口湖」

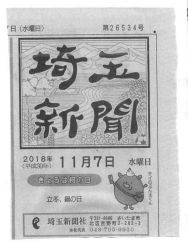

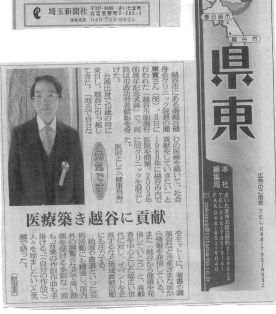

医療築き越谷に貢献

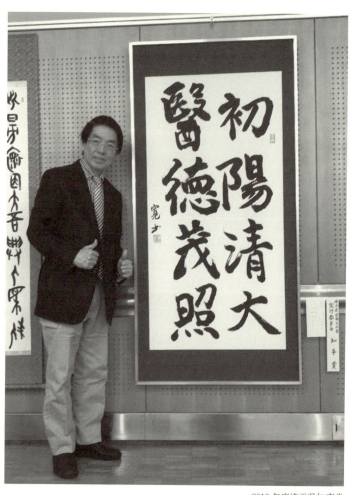

2019年度埼玉県知事賞

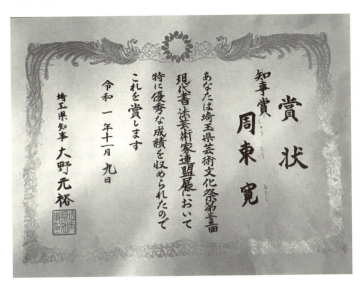

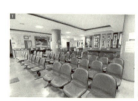

1 日々多くの患者が訪れるため、待合室のスペースも広い　2 各種健診や人間ドックに対応している　3 デジタルマンモグラフィをはじめ、高度な検査機器がそろう

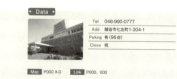

4 リハビリテーションや病気予防のための運動器具も充実

南越谷駅 新越谷駅 ／ 越谷市

うした姿勢をとても尊敬しています。自分たちも心の通った医療を提供できるように、その思いをしっかり継承していきたいです」

大学病院並みの医療機器により症状が見えにくい病気の早期発見・早期治療が可能に

地域住民の健康を見守る同院の特徴の一つとして挙げられるのは、デジタルマンモグラフィをはじめ、高性能のCTやMRI、全身型の骨密度測定器など、総合病院並みの医療設備が整うことだ。「先進的な医療機器がそろうことで、多様な検査を行うことが可能

です」と話すのは佑樹先生。「たいていの場合、大規模病院に紹介するケースは大きな病院でないとできないものを除いて、院内ですぐに検査できることは大きな強みとなっています」

「患者さんのお話を聞きながら必要な検査をするのを予測しながら必要な検査をするのをモットーとしています。さまざまな病気ですが早期に発見できれば、治療がうまくいったケースも少なくありません。より高度な治療や手術などの外科的治療が必要な際には、宏晃先生が勤務する独協医科大学さいたま医療センターや市立病院との連携がスムーズなのも心強い点です」

一方、佑樹先生は「患者に質の高い生活を維持してもらうため、糖尿病教室の開催など、啓発活動にも注力していきたい。今後の展望として語る。「弟とともにさらに専門の分野で経験を積み、父の思いを継ぎながら、地域医療のために役立てていきたいと思っています」

充実の院内設備

一次医療機関として地域の健康を支える同院では、さまざまな病気を早期発見するため、マルチスライスCT、MRI、全身型の骨密度測定器、高性能のデジタルマンモグラフィといった総合病院並みの医療機器を積極的に導入。甲状腺や下垂体といった内分泌系の疾患など、通常は大きな病院に紹介が必要なケースも、院内で詳しい検査を受けることができる。また、これらの検査機器を活用して人間ドックなども実施。手術が必要な場合に備え、総合病院との連携体制も強固に。さらに、病気を防ぐための体づくりをしてほしいと、専属のトレーナーが常駐している運動ができる「健康広場」を施設内に設けている。

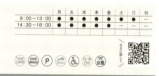

院内には、睡眠時無呼吸症候群（SAS）などの検査入院施設もある

Data

Tel	048-990-0777
Add	越谷市七左町1-304-1
Parking	有（95台）
Close	祝

	月	火	水	木	金	土	日	祝
9：00〜13：00	●	●	●	●	●	●		
14：30〜18：00	●	●		●	●			

Map P000 X-0　Link P000, 000

医療法人健身会
南越谷健身会クリニック
内科／皮膚科／整形外科／形成外科／婦人科

周東 佑樹 先生　　周東 宏晃 先生
Yuki Syuto　　　　　　Hiroaki Syuto

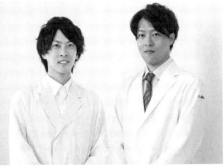

【左：周東佑樹先生】2010年日本医科大学卒業後、同大学大学院修了。2012年同大学附属病院糖尿病・内分泌代謝内科に入職。日本糖尿病学会糖尿病専門医、日本内分泌学会内分泌代謝科専門医。
【右：周東宏晃先生】2016年埼玉医科大学卒業。その後、獨協医科大学埼玉医療センターの消化器外科に入職。

尊敬する父の思いを受け継いで さらなる地域医療への貢献をめざす

内科、皮膚科、整形外科、婦人科など各科の専門医師が在籍する「南越谷健身会クリニック」。地域医療の窓口として機能しながら、質の高い医療の提供をめざす同院を率いるのは、メディアでも活躍する周東寛理事長だ。そして現在、理事長をサポートするべく、2人の息子である周東佑樹先生と周東宏晃先生が、非常勤医師として診療を行っている。

長男の佑樹先生は、専門である糖尿病などの生活習慣病や、甲状腺から副腎、下垂体などの内分泌疾患から一般内科まで幅広く対応。獨協医科大学埼玉医療センターの消化器外科で研鑽した次男の宏晃先生は、一般内科、特に消化器を専門とした内科診療を実施し、それぞれの得意分野を生かしながら、多くの患者さんに寄り添う。

宏晃先生によると、周東理事長の人柄は「誰にでも分け隔てなく接する人」とした上で、「仕事以外の時間でも患者さんと連絡を取ったり、気にかけたりする父の姿をずっと見てきました」と話す。

「新しい検査機器の導入に力を入れるのも、病気を早期発見して患者さんを助けたい、との強い信念があるからだと思います。父のそ

> ### 編集部 Eyes!
> 近隣でもひときわ目を引く3階建ての大きなクリニックです。院内は医療設備が充実しているだけでなくリハビリテーション施設や入院施設も併設していて、まるで総合病院のような雰囲気でした。取材では、長年地域医療に貢献されてきた理事長である父の思いを継ぎ、さらなる医療の充実をめざす佑樹先生と宏晃先生の熱い思いを感じることができました。

<9> ＜第三種郵便物認可＞ ２０１９年（令和元年）９月２８日（27日発行）夕

健康誌イチオシ特報

『はつらつ元気』11月号

「口すぼめ呼吸」で息が楽に！肺がきれいに！！

十月2日（水）に発売される（一部地域では異なることがあります）『はつらつ元気』11月号の大特集は膵臓病です。最近の研究で、膵臓（すいぞう）のベータ細胞の数と糖尿病の改善には深い関わりがあることがわかってきました。細胞が増えると、効き目の高いインスリンが十分に分泌され、血糖値のコントロールが良好になることが判明したのです。

細胞数を増やすには、細胞内のミトコンドリアの活性化が不可欠。そこで大特集内では、ベータ細胞内のミトコンドリアの分裂・増殖を促すための運動法を、くわしく紹介しています。

このほか、11月号のおすすめ記事には、『禁煙以外で肺をきれいにする3つの方法』。息切れや動悸（どうき）、長引く咳やタンに悩まされていませんか？もし、心あたりがあるなら、肺気腫（別名タバコ肺）であるＣＯＰＤ（別名タバコ肺）である確率が高くなっているのかもしれません。とくに過去に喫煙していた人、現在も喫煙している人の場合は、ＣＯＰＤに陥りやすいといいます。

肺は健康な気管支にかかっていても、健康な気管支と違って空気の出し入れがうまく行えなくなり、必要な酸素を得るだけの呼吸が、つまり肺活的な呼吸ができなくなります。

「口すぼめ呼吸」のやり方

1. 胸を大きく開くことを意識しながら、鼻からゆっくり息を吸い込んでください。おなかから
2. 口をすぼめる
3. 口を最後に絞り出し、残った空気を吐ききる「フッフッフ」

口すぼめ実践中の周東寛先生

校から出すように、9秒くらいかけてゆっくりと息を吐く。死にすることともあります」という。

南越谷健身会クリニック理事長・医学博士の周東寛氏。

そもそも健康的な呼吸ができなくなると、息切れを避けられなくなり、活動量が無意識のうちに減少。活動量が減れば体力が低下し、さらに活動量が減る、といった悪循環に陥りやすいという。運動不足は生活習慣病の温床でもあるため、思わぬ病気の引き金になってしまうことも。

「たばこを吸っているなら、今すぐに禁煙するのがベスト。吸える本数を減らし、健康的な呼吸を身につけて！」（周東氏）

肺に残った空気をきちんと出し切る訓練が必要です。「私が考案した、口すぼめ呼吸は、息を吐き出すための重要な運動。肺に残った空気をフルに使うための健康法です。１日３回を目安に実践してください」（周東氏）

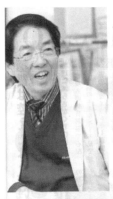

{名医が語る}
備えあれば憂いなし

糖尿病治療編

患者さんが楽しみながら取り組むことができる独自の健康法などを発信する周東寛先生に、糖尿病治療のポイントについてうかがいました。

PROFILE
南越谷健身会クリニック院長（埼玉県）

周東 寛先生

しゅうとう・ひろし　1978年昭和大学医学部卒業、昭和大学藤が丘病院などを経て、86年診ビル医院「せんげん台」を開設。90年に医療法人健身会を設立して理事長に就任。2008年より現職。昭和大学藤が丘病院講師、医学博士。

食事と運動に加えて水分摂取も重視

糖尿病治療で大切なのは生活習慣の改善、と話す周東寛先生は、患者さんが自分の生活を見直す必要性を川の流れに例えて伝えます。「川の中流を糖尿病が発症した状態とすると、下流は神経障害や動脈硬化などの合併症が加わった状態で、する治療だけでは中流や下流にある原因、例えば偏った食生活や運動不足、喫煙、睡眠不足などを改善する必要があります」。

周東先生が糖尿病治療の柱として重視しているのが「食事」と「運動」、そして「水分摂取」です。それには細胞小器官であるミトコンドリアが関係しているといいます。「血糖値を下げるインスリンを出しているのが膵臓から出るインスリンで、そのインスリンを出すためのエネルギー（ATP）をつくるミトコンドリアの代謝機能が円滑になることが重要で、そのために必要なのが水素であり、水分を摂取することでミトコンドリアが活性化します」。さらに有酸素運動で酸素を取り入れることでミトコンドリアの完全燃焼によってたくさんのATPを産生するため、水分摂取と運動を併せて行うことが重要であり、薬の効果を高めると説明します。

分かりやすい言葉に変換し患者さんの理解を促す

有酸素運動の他に、血糖値を下げるのに有用と周東先生が食事の前に200〜300ccくらいの水分摂取と3分間の筋トレをするなどの筋トレもお勧め。スクワットなどを「患者さんが頑張ってみようと思えることを始めるようにしています」という周東先生。たまねぎ健康法やカラオケ健康法など、独自のメソッドを開発・追求してきたのも、治療に対して前向きに取り組んでほしいという思いがあったから。そして患者さんの健康とユーモア、専門的な知識と情熱をもって、地域の健康に貢献しています。

さらに、糖尿病の病態を理解してもらうために、患者さんがイメージしやすい言葉に変換して伝えています。「ミイラ物質」と名付けた細胞を、糖化したら血管内に蓄積した細胞を、「ミイラ物質」と呼んでいます。「また『劣化』して血管内に蓄積した細胞を、『ミイラ物質』と名付けたり、『糖化現象』と呼んでいます」。「余分な糖によって細胞が損傷するような状態になるため、私はこれを『糖化』と呼んでおり、これが起きると、血液中の糖によって細胞を劣化させ、繊維となどを多く摂るとそう。「こうしたものを多く摂り過ぎて注意するようにします」。

食事に関しては、特に糖分、塩分、脂肪分、アルコールの摂り過ぎに注意するよう話しています。行うことが理想的」と説明します。

DOCTOR'S MESSAGE

幸福さと健康は毎日のゆとり
健康な心と善き友にはあり
運動は日常生活の一部
周東寛

治療継続のコツは楽しむこと！

同館3階に設けた医療法第42条施設の「健康ひろば」には、充実した運動器具の他、岩盤浴も設置。太極拳やダンス、カラオケ教室なども行い、患者さんたちが気軽に集まれる健康サロンのような設計が特徴です。また院内には、先生自ら描いた絵画や書道の作品が展示され、芸術に触れることでリラックスできる空間気となっています。

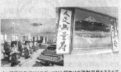

左：健康ひろばにはスポーツジム顔負けの運動器具をそろえている。右：絵画は文部科学大臣賞をはじめ、数々の賞に輝く。

男性ホルモン療法

2019年12月15日　初版第1刷発行

著　者　田中　旨夫
　　　　周東　寛

発行元　ICI.
　　　　東京都豊島区千早3―34―5
　　　　TEL&FAX03―3972―8884

発売元　星雲社（共同出版社・流通責任出版社）
　　　　郵便番号112―0012
　　　　東京都文京区水道1―3―30
　　　　TEL 03―3868―3275
　　　　FAX 03―3868―65888

印　刷　モリモト印刷
製本所

@ Hiroshi Shuto
ISBN 978-4-434-26849-6　C0047
定価はカバーに表示してあります